Der

Lebensproceſs im Blute

eine

auf mikroskopischen Entdeckungen gegründete Untersuchung

von

Carl Heinrich Schultz,
Doctor der Arzneiwissenschaft.

Mit einer illum. Kupfertafel.

Berlin, 1822.
Gedruckt und verlegt
bei G. Reimer.

Sr. Excellenz

dem

Herrn Freiherrn

Stein von Altenstein,

Königl. Preufs. wirklichen Geheimen Staats-Minister, Chef des Königl. Hohen Ministerii der Geistlichen, Unterrichts- und Medizinal-Angelegenheiten, des rothen Adlerordens erster Klasse und des eisernen Kreuzes Ritter, Mitgliede der Academie der Wissenschaften zu Berlin etc.

dem hochverdienten Manne, welcher die Wissenschaften, um ihrer selbst willen verehrt u n d

dem

Herrn

Dr. C. W. Hufeland,

Königl. Preufs. Staatsrathe, wirklichen ersten Leibarzte, ordentlichen öffentlichen Professor der Medizin der Universität zu Berlin, Direktor des Poliklinikums daselbst, ersten Arzte der Charité, Ritter des rothen Adlerordens zweiter Klasse, der Akademie der Wissenschaften zu Berlin und andern gelehrten Gesellschaften Mitgliede u. s. w.

seinem hochverehrten Lehrer

als öffentliches Zeugnifs

der

innigsten Hochachtung und Verehrung

in tiefer Ehrfurcht

gewidmet

von

dem Verfasser.

Vorrede.

Hoffentlich wird der Gegenstand, welcher Inhalt der vorliegenden Abhandlung ist, ein allgemeineres Interesse haben, als die Entdeckung des Kreislaufes des Saftes in den Pflanzen.

Denn erstens hat man den Pflanzen bisher gar nicht so recht zugetraut, daſs sie ein so zusammengesetztes Leben führen könnten; man hat nicht geglaubt, daſs eine so groſse innere Unruhe mit ihrer äuſsern Ruhe verträglich sey, und Mancher mag auch wohl selbst an der Wahrheit der Erscheinungen so lange zweifeln, bis er sie gesehen hat. Und dann ist die Wissenschaft von der Natur der Pflanzen gröfstentheils immer mehr Sache des Botanikers, als des Arztes überhaupt gewesen. Und das scheint mir auch nicht ganz Unrecht zu sein: denn einen wahren und festen Gewinn kann wohl die Physiologie der Thiere, und vorzugsweise die des Menschen, welche für den Arzt doch besonders das allgemeine Interesse hat, von der Botanik nicht erwarten.

Pflanzen und Thiere haben zwar viel Allgemeines mit einander gemein, z. E. dafs sie periodisch sind, dafs sie Individua sind u. s. w., was sogleich in die Augen fällt; aber der weitere besondere Inhalt, welcher aufser dieser Allgemeinheit die Pflanze zur Pflanze und das Thier zum Thier macht, schliefst sich in sich selbst ab, und enthält in sich nur alle diejenigen Bestimmungen, welche in dem Begriffe seiner selbst enthalten sind; aber durchaus keine fremden, erlaubt also auch nicht, dafs aus seinen Schlüssen in fremde etwas übertragen wird. Das Thier läfst sich mit der Pflanze nicht zusammenschliefsen, und umgekehrt, man mag die Sache anfangen wie man will; und jeder sogenannte Beweis, den man für irgend einen Lebensvorgang im Thiere aus den Pflanzen herholen will, ist durchaus keine nothwendige Ableitung, also auch gar kein Beweis, sondern höchstens eine Analogie, die diefs oder jenes wahrscheinlich macht; aber zur Gewifsheit führt sie nicht.

So ist die Manier, dafs man aus der Bewegung des Saftes in den Pflanzen, die kein Herz haben, herleiten will, in den Thieren müsse sich das Blut auch ohne Herz bewegen können, eine solche höchst ungewisse Analogie, und man hätte eben so gut die Sache längst umkehren und sagen können, dafs ebenso wie in den Thieren der Kreislauf ein zusammenhängendes Ganze sei, müsse dasselbe in den Pflanzen auch Statt finden, was man aber gerade bestritten hat.

Solche Analogieen haben allerdings ihr Gutes, in sofern sie als dialektische Momente den Naturforscher bei seinen Untersuchungen leiten und ihm die Wege zeigen können, auf welchen er einhergehen mufs, um zu seinem Zweck zu kommen. Aber für sich sind sie nichts Gewisses, sondern eine und dieselbe Ungewifsheit über das Zweifelhafte oder den Irrthum; und ist man der Meinung, dafs man dadurch etwas Gewisses habe, so führt das gar noch zu weitern Irrthümern. Darum kann und darf also die Physiologie der Pflanzen ihre Wahrheiten nur aus der Pflanze, und die Physiologie der Thiere nur aus dem Thiere, als aus ihrem alleinigen Objecte schöpfen, und was die Physiologie von dem Thiere aussagt, ist nicht eher als wahr anzunehmen, bis dasselbe aus seinem eigenen Objekte als wahr und nothwendig, so und nicht anders erkannt ist.

Fürs Andere habe ich mich in meiner Abhandlung über die Natur der Erscheinungen, und über die Art und Weise, wie sich in den Pflanzen jene Thätigkeiten zu ihrem Zweck zusammenschliefsen, wie ich das recht gut einsehe, nicht ganz vollständig ausgesprochen. Nicht als ob ich es damit hielte, meine Gedanken so unbestimmt auszusprechen, dafs man daraus machen kann was man will: denn ich bin umgekehrt dafür, dafs man mit grofser Bestimmtheit das, was man für gewifs hält, als gewifs, und den Zweifel als Zweifel rein und verständlich ausspreche; denn unbestimmte Aeufserungen sind eigentlich nichts, die Wissenschaft hat von ihnen keinen Gewinn, die Sache soll bald so, bald anders sein, man kann den Zweifel in diesem Fall so wenig, als das Bestimmte festhalten, es entschwindet einem Alles, und man hat nichts, auch nicht einmal das zweifelhafte Resultat. Sondern theils weil es leichter ist, den Begriff der Natur aus ihren Erscheinungen zu fassen, als solchen, seinem ganzen concreten Inhalte nach dem Objecte entsprechend, klar und deutlich darzustellen. Theils aber auch weil man den Inhalt der Arbeiten berücksichtigen muſs, welchen groſse Männer mühsam und sorgfältig einen groſsen Theil ihres thätigen Lebens, aus Liebe zur Wissenschaft, schon geschenkt haben, und man nothwendig die Früchte solcher mit Ernst und Fleiſs unternommenen Arbeiten, denen mit Recht die allgemeine Achtung gezollt wird, in der Voraussetzung aufzunehmen hat, daſs sie als Theile in dem wahren Ganzen schon enthalten sein müssen; also ihre etwanigen Widersprüche nicht als etwas Falsches annehmen darf, sondern diese zu vereinigen suchen mufs.

Es kömmt dazu, dafs ich die Entdeckung des Kreislaufes des Saftes erst im Mai dieses Jahres machte, und durch mancherlei Hindernisse abgehalten worden bin, ganz meiner Neigung zufolge, mich der weitern Erforschung dieses Gegenstandes hinzugeben. Dagegen habe ich die innern Bewegungen des Blutes der Thiere schon im Sommer 1818 entdeckt, und seit dieser Zeit fast täglich, wenn meine Mufse es erlaubte, diese höchst interessanten Erscheinungen wieder beobachtet; so dafs ich dadurch ganz natürlich, über dieselben und über ihre wahre Bedeutung zu einer viel höhern Gewifsheit gekommen bin, als diefs in der kurzen Zeit, die mir seit der Entdeckung des Kreislaufes des Saftes und der Herausgabe meiner Schrift über diesen Gegenstand übrig blieb, mit den Erscheinungen in den Pflanzen der Fall sein konnte; wenn ich gleich gestehe, dafs mich die Analogie des innern Blutlebens, die mir längst bekannt war, als ich das Strömen des Saftes fand, sehr bald darauf geführt hat, jene Erscheinungen in den Pflanzen, ihrem Begriffe nach aufzufassen.

Indessen wagte ich es nicht sogleich, den Bildungsprocefs in den Pflanzen, wie ich ihn fand, darzustellen, sondern enthielt mich seiner weitern Auseinandersetzung, dem concreten Inhalte nach. Bei meinen weitern Untersuchungen habe ich nun gefunden, dafs meine aus der Natur geschöpften Begriffe von der Sache, durchaus mit ihren Objecten übereinstimmen, so dafs sich die Darstellung des Bildungsprocesses, so wie er hier bei den Thieren dargestellt ist, ganz auch auf die Pflanzen übertragen, und indem mir bis jetzt keine Verschiedenheiten vorgekommen sind, in sofern die Sache auch allgemeiner darstellen kann. Damit will ich aber keinesweges behaupten, dafs sich der Bildungsprocefs in den Thieren in allen seinen einzelnen Bestimmungen durchaus nicht von dem, in den Pflanzen unterscheide, sondern diefs soll nur heifsen, dafs beide sehr viel Allgemeines mit einander gemein haben, und dafs ihre besondern Unterschiede, an welchen ich einen grofsen Glauben habe, eben in dieser ihrer Besonderheit noch nicht genug aufgefafst sind. Andeutungen dieser innern Verschiedenheit geben schon die abweichenden Formen der, durch Wasser raumlich von einander getrennten, Saft- und Bluttheile, welchen Formen ich bis jetzt indessen noch keine concrete Bedeutung zu geben wage.

Berlin, im November 1821.

Inhaltsanzeige.

In

Zweiter Abschnitt.

Von der Fortdauer dieses Processes in Theilen, die vom Ganzen getrennt sind.

Dritter Abschnitt.

Von dem Verhältnisse der alten Vorstellungen zu dem Begriff des Lebensprocesses im Blute.

Der

Lebensprocess im Blute.

Von
dem Zwecke der Abhandlung.

1.

Der Zweck der gegenwärtigen Abhandlung ist nicht etwa, erst zu zeigen, daſs das Blut lebe: denn das Leben des Blutes ist zum Ruhme der Physiologen jetzt allgemein anerkannt; sondern zu zeigen, wie das Leben des Blutes durch einen Proceſs, der durchaus verschieden von dem galvanischen und chemischen Proceſs ist, wirklich wird, oder mit andern Worten, wie sich das Blutleben unmittelbar äuſsere, durch welche Erscheinungen es sich unsern Augen als etwas in sich, durch innerliche Bewegungen, Thätiges offenbart, welche Bewegungen von der strömenden verschieden sind. Diese Abhandlung soll der dynamischen Ansicht einen concreten Inhalt geben, und zugleich die Vorstellungen und Theorieen von den sogenannten imponderablen, den galvanischen ähnlichen Lebensstoffen, als etwas Unwahres verdrängen. Die bisher angeführten Beweise für das Leben des Blutes sind Analogieen und Inductionen, aber keine wahren Beweise oder nothwendige Ableitungen seines Lebens aus seiner eigenen immanenten Thätigkeit, welche bisher nicht Statt haben konnten, weil der Lebensprocefs im Blute noch nicht durch Erfahrung erkannt war. Die Darstellung dieses Lebensprocesses also ist Gegenstand und Inhalt der gegenwärtigen Abhandlung, die ich indessen hiermit als durchaus unvollendet erkläre, und die etwas früher, als ich es sonst Willens war, ans Licht tritt, weil mich in diesem Winter andere Arbeiten von der Fortsetzung meiner Untersuchungen abhalten, die ich erst späterhin nach dem entworfenen Plane ausführen kann.

Einleitung.

2.

Es ist offenbar, dafs das Glück, mit welchem wir die Arzneiwissenschaft bearbeiten, lediglich von der Naturlehre der organischen Körper, von der Physiologie, abhängt, und dafs wiederum das Begreifen des Lebens, als eines, in einem nothwendigen Fortgange begriffenen Ganzen, nicht ohne Kenntnifs des Anfangs, der ersten und ursprünglichen Momente, welche als letzte Glieder des organischen Getriebes in Wirksamkeit treten, möglich ist. Der Kenntnifs des Allgemeinen, des Ganzen, als dem Wesen der Dinge, mufs die Kenntnifs des Besondern, der Theile, wenn nicht vorausgehen, doch gleichen Schritt mit ihr halten, weil das Allgemeine selbst, seinem concreten Inhalte nach, etwas Besondertes ist, und also vor der Erkenntnifs des ursprünglich Besondern die Beziehungen und Verhältnisse, welche solches als Theil einer Einheit hat, um das Ganze constituiren zu helfen, nicht erkannt und begriffen werden können. Es ist ein Hinausgehen in das Leere, wenn man ohne gründliche Kenntnifs der Theile, der einzelnen Momente, Allgemeinheiten feststellen will, denen entweder aller besonderte Inhalt ganz fehlt, oder, was eben so schlecht ist, dem ganz nach Willkühr, ein aus der subjectiven Vorstellung aufgegriffener Inhalt gegeben wird. So etwas entspricht seinem Objecte nicht, oder mit andern Worten, ist keine Wahrheit. Sollen also unsere Vorstellungen und Begriffe vom Leben, dem Allgemeinen, die wahren und richtigen sein, so mufs diesem die gründliche Kenntnifs seines Objekts, nach allen den innern Verhältnissen seiner Theile, vorausgehen, durch welche der Procefs des Lebendigen constituirt wird, deren Resultat das Ganze in seiner Einheit ist. Darum ist also die genaue Bekanntschaft mit dem Lebensprocefs, in seinen ursprünglichen Momenten, für den Arzt besonders von hoher Wichtigkeit, weil er erst dann, wenn er die innere Zweckmäſsigkeit oder das Ziel des Lebensprocesses der gesunden und kranken organischen Korper begriffen hat (die Theorie der Medizin), fortgehen kann zur vernünftigen Bestimmung und Ausführung seiner eigenen Zwecke, zu welchen ihm die Zwecke der Natur nur Mittel sind, zur praktischen Medizin.

Ich glaube also kein unnützes oder fruchtloses Geschaft vorgenommen zu haben, wenn ich mich vorzüglich mit der Erforschung des Lebensprocesses in seinen ersten Anfängen abgegeben habe, und die Frucht meiner Arbeiten der allgemeinen Beurtheilung vorlege.

3.

Daſs das Blut bei den Thieren vorzüglich zur Vollbringung aller organischen Processe mit in Wirksamkeit trete, und daſs durch dasselbe die plastischen Processe vornehmlich zu Stande kommen, ist schon früh erkannt worden, und es ist dasselbe in dieser Rücksicht auch vielfältig untersucht worden. Indessen ist die Physiologie des Blutes bisher von den Naturforschern so verschieden dargestellt worden, dafs die unter einander so sehr abweichenden Vorstellungen der gröfsten Männer über diesen Gegenstand, als ein in der Sache selbst nothwendig liegender Widerspruch, durch welchen sich die verschiedenen Bestimmungen derselben aufheben, und in einander übergehen, angesehen werden können. Es ist das Resultat aller Arbeiten zusammengenommen, welche über die Natur des Blutes vorgekommen sind, ein negatives, eine Entzweiung, ein Streit der Meinungen, welches zeigt, dafs unsere Erkenntnifs der Natur des Blutlebens noch im Fortschreiten begriffen ist, dafs wir bisher den Punkt noch nicht erreicht hatten, wo sich durch das Aufzeigen von veränderlichen, negativen Bestimmungen in der Sache selbst, welche die Vernunft als den Dingen immanent erkennt, alle die Widersprüche in eine bleibende Einheit auflösen, in welcher die entgegengesetzten Bestimmungen in ihrem Uebergehen begriffen sind.

4.

Darum sind die Arbeiten verdienstvoller Forscher, welche das Blut zum Gegenstande hatten, nicht etwa als fruchtlos anzusehen, weil ihr Resultat keine positive Einheit war, sondern ihre Frucht ist grade die Erkenntnifs des Widerspruchs, bei dem es Niemandem zum Vorwurf gereichen kann, dafs er ihn nicht gelöst hat, und eben darum sind diese Arbeiten zu respektiren, weil jeder treu, was er fand, hinstellte, und somit zeigte, dafs erst das Veränderliche in der Sache, das Bleibende aber noch nicht erkannt sei.

5.

Was den historischen Verlauf der Meinungen, welche über die Natur des Blutes zu Tage gekommen sind, betrifft, so ist es nicht meine Absicht, denselben im Einzelnen hier zu verfolgen, sondern ich will nur im Allgemeinen den Inhalt dieser Meinungen betrachten, welche sich durchgehends auf mikroskopische Beobachtungen gründen, weil nur durch Mikroskope die innere Beschaffenheit des Blutes angeschaut werden kann,

6.

Seitdem man angefangen hat, das Blut zu untersuchen, sind alle Physiologen über den Punkt eines Sinnes gewesen, daſs solches aus einem wässrigen, ungefärbten, gleichartigen, und einem in Kügelchen geformten, rothgefärbten Theil bestehe, dessen Kügelchen unter dem Mikroskope sichtbar sein sollen. Den ersteren Theil hat man Serum, den zweiten Cruor genannt, und sich vorgestellt, daſs die Kügelchen in dem Sero schwimmen.

Anm. Andere haben auch wohl gesagt, das Blut bestehe aus Serum und Crassament, und dieſs wieder aus Cruor und Faserstoff. Ich habe hier nach Haller Cruor mit Crassament gleichbedeutend genommen, und darauf kömmt es auch hier gar nicht an, insofern die Vorstellung, daſs die Kugelchen, die in dem Sero schwimmen sollen, den gerinnenden Theil bilden, dieselbe bleibt.

7.

Um das Serum hat man sich nun, in Bezug auf seine Verhältnisse zum lebenden Organismus, gar nicht weiter bekümmert; man hat höchstens seine chemischen Bestandtheile weitläuftig exponirt. Aber ob es auch wirklich ein organischer Bestandtheil des Blutes sei, und in welcher wahren Beziehung es zu den übrigen Theilen des Organismus stehe, darnach fragte man nicht. Man sah es als das Element an, in welchem die sogenannten Blutkügelchen schwimmen sollten, aber wie, und ob es sich zu diesen seinen nächsten Umgebungen lebendig verhalte, darüber ist man hinweggegangen. Man spricht von einem und demselben Serum im Blute, in der Milch, in den von serösen Häuten abgesonderten Flüssigkeiten, und stellt alle diese Dinge in Parallele, weil sie einerlei chemische Bestandtheile haben, und insofern ist diefs auch ganz recht: alle diese Dinge sind chemisch genommen einerlei, und nach ihren organischen Verhältnissen hat man nicht gefragt.

8.

Sobald man aber in diesem Falle zugiebt, dafs Produkte der organischen Thätigkeit schon in dem Blute vorhanden sein können: so hat man nur gerade bei diesem Punkt kein Bewufstsein davon gehabt, dafs die Physiologie die Voraussetzung, dafs die Sekrete schon im Blute vorgebildet seien, als durchaus unverträglich mit einer vernünftigen Darstellung des Lebensprocesses verwirft. Mit welcher Heftigkeit hat man unsern alten Vorfahren die unphysiologische Meinung zum Vorwurf gemacht, daſs das cholerische Temperament von dem Vorhandensein von Galle im Blute herrühre, ohne sich ganz desselben Vergehens im Erklären des phlegmatischen Temperaments bewuſst zu werden, wenn man noch heut zu Tage dasselbe aus der wässrigen, serösen Beschaffenheit des Blutes erklärt — ohne sich darauf zu besinnen, daſs man an unsern Vorfahren dasselbe Vergehen so sehr rügt. Diese Widersprüche sind also nicht recht beachtet, weil man sich um das lebendige Verhältniſs des Serums nicht bekümmert hat.

9.

Die Natur der sogenannten Blutkügelchen aber ist nun der Punkt gewesen, um welchen sich das groſse Interesse gedreht hat, welches die Naturforscher an den Untersuchungen über das Blut gehabt haben, durch welche alle die so sehr von einander abweichenden, und sich widersprechenden Meinungen über das Wesen des Blutes, ans Licht getreten sind.

10.

Diese Meinungen scheiden sich überhaupt in zwei, in entgegengesetzter Richtung von einander entfernte Extreme, welche sich, als völlig den Vorstellungen entsprechend, darstellen lassen, welche man über die Verhältnisse der Blutkügelchen zum Organismus gehabt hat.

11.

Man hat nämlich einerseits das Blut als etwas in sich Todtes, mit dem Organismus in vollkommen äufserlichen Verhältnissen Stehendes dargestellt, so dafs es nur als Incitament die lebenden festen Theile von aufsen zur Thätigkeit sollicitire, und umgekehrt seine Bewegung (nämlich seine äufsere strömende: denn dafs es auch innerliche Bewegungen habe wufste man nicht) nur durch äufsere Gewalt von den einzig lebendigen, oder, wie man sich ausdrückte, irritablen Gefäfsen erhalte, von diesen getrieben werde bis in ihre feinsten Endigungen, in welchen nur wenige Kügelchen Platz hätten: so dafs sie hier in die Enge getrieben und gedrückt würden, durch welchen mechanischen Vorgang sich denn auch ihre Gestalt in etwas verändern sollte.

12.

Und andrerseits ist behauptet worden, das Blut sei ein durch Lebenskräfte, die man sich aber auch als etwas aufserhalb der Materie Befindliches, zu dieser Hinzukommendes dachte, vollkommen selbstständiges Wesen, aus welchem allen übrigen Theilen des Organismus Leben zuströme, welche Strömung man sich dann als etwas Imponderables, Immaterielles gedacht hat, was als von der Materie verschieden hinzutrete, und solche behauche und belebe.

13.

Diesen Vorstellungen gegenüber sind die Blutkügelchen von einem Theile der Physiologen als Theile betrachtet worden, welche lauter mechanische Beziehungen zum Organismus haben, welche wie todte Körperchen in dem Serum schwimmend umhergetrieben würden, die keine Bewegungen hätten als die, welche ihnen von den lebendig bewegten Gefäfsen mitgetheilt würden. Diese Körperchen bestimmte man dann weiter nach ihrer Grofse, Gestalt, Farbe, Zusammensetzung und andern weitern mechanischen Verhältnissen.

14.

Hingegen ist jedem Blutkügelchen von Andern ein eignes selbstständiges Leben zugeschrieben worden, eine Bewegung, die sie, aufser aller Beziehung zu etwas Anderm, durch sich selbst vollbringen sollen, ein Drehen um ihre Axe u. s. w., und deshalb hat man sie mit den Infusionsthierchen in Parallele gestellt, und sie die Infusorien des Blutes gananut.

15.

Beide Vorstellungen geben von dem Verhältnifs und den lebendigen Beziehungen, welche das Blut zum Organismus hat, gar keine Auskunft, die Lehre von dem Lebensprocefs, von den innern Vorgängen, durch welche die Veränderungen zu Stande kommen, die uns in der organischen Welt erscheinen, bleibt bei diesen Weisen der Behandlung des Blutlebens wüstes Feld; man kann die Fragen nicht beantworten, welches unmittelbare Verhältnifs das Blut zu dem lebenden Organismus hat, wo der Fort- und Uebergang des Blutes durch lebendige Beziehungen in die übrige organische Substanz ist, welche gebildet wird, und wie diese Processe zu Stande kommen?

16.

Denn wenn die Blutkügelchen als todte Körper im Serum herumgetrieben werden, so weifs man nicht, wo ihr Leben anfängt, wie sie denn, als todte Dinge, mit den übrigen lebenden Theilen des Organismus zusammentreten sollen, da sich doch nichts Ruhendes, Todtes mit Bewegendem, Lebendigem in innere Verhältnisse setzen kann, und die Verhältnisse der Theile eines Organismus nothwendig höchst innerliche, durch das Leben in der Einheit zusammengehaltene, sein müssen.

17.

Man kann unmöglich weiter verstehen, wie denn solche Dinge ihre reitzende Wirkung auf die übrigen Theile äufsern sollen.

Den

Den Begriff von Reitzen hat man als einen fertigen vorausgesetzt, von dem in der Vorstellung eines jeden Menschen ein Bild vorhanden sein müsse, und daher hat man sich gar nicht an die Erklärung gemacht, wie denn der innere Verlauf der Thätigkeiten beschaffen sei, durch welche die sogenannten Reitze, als todte Ursachen, eine lebendige Wirkung, eine Thätigkeit in dem Organismus hervorbringen sollen. Diesen Punkt hat kein Physiologe auseinander gesetzt, der von dem Blute als einem reitzenden todten Dinge gesprochen hat. Der innere Zusammenhang zwischen dem Reitze (der Ursache) und der Reitzung (Wirkung), der doch ein nothwendiger, durch die Beziehung der bei diesem Procefs thätigen Momente erst begriffen sein mufs, ehe man weiter fortgeht, ist, als gar nicht zur Sache gehörig, übergangen; etwas, das grade das Allerwesentlichste bei der ganzen Sache ist, weil der Schlufs von einem Dinge nicht begriffen werden kann, dessen Anfang und immanenter Fortgang uns verborgen ist. Diese, in der Sache selbst liegenden Widersprüche, verhindern also durchaus, dafs man sich bei dieser Ansicht begnügen kann.

18.

Das entgegengesetzte Extrem dieser mechanischen Ansicht, die sogenannte dynamische, ist eben so unzureichend. So wie jene dem Blute zu wenig, so gesteht diese demselben zu viel zu. Sie vergleicht die Blutkügelchen mit den Infusorien, mit selbstständigen, abgeschlossenen Ganzen, welche zugleich unselbstständige Theile eines andern Ganzen sein sollen. Diesen Widerspruch erkannte man nicht, dachte nicht daran, dafs man unter diesen Umständen die Blutkügelchen ebenso gut mit den Eingeweidewürmern in Parallele stellt, welche sich, anstatt harmonisch in das Getriebe des organischen Ganzen mit einzuwirken, umgekehrt gegen dasselbe als etwas Feindliches und Fremdes verhalten, weil sie selbst individuelle Ganze sind, die aus Theilen bestehen, welche sich durch die Macht ihres eigenen Lebens auf sich selbst, auf ihre Einheit, beziehen, und nicht zugleich auch Glieder einer andern Einheit sein können.

19.

Dieser bisherige Begriff vom Leben des Blutes entspricht also seinem Objekte durchaus gar nicht, sondern höchstens nur der Möglichkeit, der als innerlich bestimmten Kraft, die sich nicht offenbart, dem Dinge an sich. Er entspricht allenfalls der Dynamis des Aristoteles, aber nicht der Energie der sich selbst zur Wirklichkeit fortbestimmenden Kraft, welche sich somit äufsert, und in die Existenz tritt. Diefs Letztere war bisher unbekannt, wie es bei allen den sogenannten dynamischen Erklärungsarten der Fall ist. Da wo man sagt: die Sache ist rein dynamisch: da heifst das weiter nichts, als die Sache ist unbekannt; die vorangegangenen Erklärungsarten sind nicht die wahren; es sind Widersprüche in ihr erkannt, welche noch nicht aufgelöst sind; wir müssen bei dieser Negation stehen bleiben. Aber darum ist diefs doch ein Schritt näher zur Wahrheit, es ist wenigstens das früher unbekannte Falsche erkannt und verlassen. Es ist ein Wissen um das Falsche, um den Irrthum; aber auch zugleich ein Wissen des

Nichtwissens, das Bewufstsein, dafs die Sache noch nicht begriffen ist. So konnte man nicht begreifen, durch welchen Procefs das Blutleben wirklich sei, weil uns die Aeufserungen dieses Processes noch verborgen waren. Man konnte sich nach der Darstellung der Beschaffenheit des Blutes nur allenfalls denken, in den Blutkügelchen sei das Leben nur potentia vorhanden; aber wie es actu vorhanden sei, znr Aeufserung, zur wirklichen und wirkenden Erscheinung komme, war dabei nothwendig völlig unbekannt. Dennoch aber bleibt es, wie gesagt, ein wichtiger Schritt für die Physiologie des Bluts, dafs sich solche dem mechanischen todten Treiben entrifs, und zeigte, dafs im Blute die Macht, die Potenz sei, etwas zu wirken, wenn gleich der innere Verlauf dieses energischen Processes noch nicht erkannt sei. Freilich mufs man ein Bewufstsein davon haben, dafs wir immer dann noch bei dem Dinge an sich stehen, was jenseits der Ercheinung liegen soll; wie dies Ding an sich, oder dies Dynamische, Innere, in die Erscheinung tritt, wie es sich durch seine Energie selbst weiter fortbestimmt, um zum Dinge an und für sich zu werden: das ist damit keineswegeo erkannt. Denn kräftig oder dynamisch ist ja Alles, das Mechanische, Physische und Chemische ebenso gut, als das Lebendige. Ein Keil treibt den andern durch mechanische, Kali und Säure vereinigen sich durch chemische, und der Muskel contrahirt sich durch lebendige Kräfte. Aber diese Kräfte sind so für sich dürftige Abstraktionen ohne wahren Inhalt, an denen man zwar viel zu haben geglaubt hat, aber in Wahrheit nichts, als das Leere hat. Wie die mechanische Kraft im Mechanismus, die chemische im Chemismus, und die lebendige im Organismus sich zur Erscheinung treibe, und zu ihrem concreten Inhalte komme: das ist damit noch nicht ausgesprochen. Es müssen die Grundbestimmungen der Dinge in ihren thätigen, energischen Beziehungen und Verhältnissen aufgefaſst werden, und man muſs der dynamischen Erklärung einen concreten Inhalt geben können, ehe die wahre Natur der Dinge begriffen werden, und eine energische Erklärung der dynamischen gegenüberstehend, in den Naturwissenschaften, die Begriffe ihren Objekten, ihrer Wahrheit entsprechend machen kann. Sonst führt das, wie es bereits geschehen ist, zu der verwerflichen Ansicht, als ob man den unbekannten Grund einer jeden Erscheinung zur Genüge aus einer dahinter liegenden Kraft (dynamis) erklären könne, und müsse, und als ob man über diese so unmittelbar genommene Kraft, weiter gar nicht hinaus könne. Dadurch ist der Geist in seinen weitern Forschungen aufgehalten, weil ihm diese Kraft als die Grenze bestimmt war, über welche hinaus er weiter gar nichts begreifen könne. Eine Voraussetzung, welche auch durch gegenwärtige Untersuchung als falsch anerkannt werden mufs, indem durch solche die Natur der Kraft, durch welche das Blut seine Geschäfte verrichtet, nach ihren Aeufserungen weiter zergliedert, und in ihren besondern Bestimmungen erkannt wird.

Anm. Es ist eine auffallende Gedankenlosigkeit, wenn man dem Mechanischen oder Chemischen immer ein Dynamisches gegenüberstellt, und von einem dynamischen Processe spricht, was denn so viel heifsen soll, als das Lebendige, der Lebensprocefs. Es ist zwar nicht zu leugnen, dafs dieser Manier das Gefühl zum Grunde liegt, dafs der Lebensprocefs weder chemisch, noch mechanisch, sondern lebendig sei; aber es ist doch sonderbar, dafs man sich die Wahrheit dieses Gefühls gar nicht ins Bewufstsein gebracht und darauf Acht gegeben hat, dafs dem Mechanismus, dem Chemismus und dem Organismus, dem einen so wie dem andern, Kräfte (wenn man einmal noch dabei so unmittelbar stehen bleiben will) zum Grunde liegen, die so in ihrer leeren Abstraction weder das Eine noch das Andere begreiflich machen. Ich glaube, dafs wenn man sich das Wort δυναμις ins Deutsche übersetzt hätte, schon früher dieser Irrthum erkannt worden wäre. Warum soll denn nur grade der Lebensprocefs der Organismen durch Kräfte zu Stande kommen, und nicht ebenso gut auch der chemische und mechanische Procefs? Liegt denn hinter diesen etwas Anderes, das sie zur Erscheinung treibt? Keinesweges. Sie kommen ebenso durch Kräfte zu Stande, welche aus den Beziehungen der verschiedenen Momente ihres Begriffs, ihrer Einheit zusammengesetzt sind. Ihre Kraft ist, so gut wie die lebendige, ein sehr zusammengesetztes Ding, das, wenn es unmittelbar und unzergliedert genommen wird, gerade die Sache erst recht unbegreiflich macht. Kräfte sind so für sich die leeren Abstraktionen ihrer Aeufsekung, ihrer Energie, von der dann immer noch erst ausgesagt werden mufs, wie sie durch den innern Gang ihres Processes sich offenbart. Das ist aber gar nichts Einfaches, sondern die Selbstständigkeit der Kraft wird durch eine aus vielen Momenten bestehende Einheit vermittelt, und in dieser Vermittelung, und nicht in ihrer Unmittelbarkeit oder Nichtvermittelung, müssen wir die Natur aller dieser Kräfte suchen.

Erster Abschnitt.

Darstellung des Lebensprocesses im Blute.

20.

Nachdem ich also die Widersprüche aufgezeigt habe, welche sich in den frühern Darstellungen des Blutlebens finden, will ich die Auseinandersetzung meiner Untersuchung über das Blut und die Resultate davon folgen lassen.

21.

Es ist nun eine Hauptregel, welche gleich von vorne herein bei der Untersuchung des lebendigen Blutes zu respektiren ist, diese, dafs man durchaus allen Voraussetzungen und Vorstellungen, welche man vielleicht schon über die Beschaffenheit des Blutes hat, völlig entsage, und an Allem zweifle, was einem darüber bekannt sein sollte, und innerhalb der Untersuchung selbst erst nebenher zusehe, ob die Urtheile und Schlüsse, welche man allenfalls schon hat, ihren Objekten entsprechen, oder nicht, das heifst, ob solche wahr oder falsch sind. Es soll diefs nun nicht heifsen, dafs man die Absicht haben solle, das Alte als etwas Falsches zu widerlegen (denn ob dies wahr oder falsch sei, kann sich erst innerhalb der Untersuchung selbst zeigen), sondern dafs man von dem Alten gar nichts wissen wolle, damit man nicht verleitet werde, irgend etwas im lebendigen Blute Vorausgesetztes zu suchen, was gar nicht da ist, und umgekehrt, etwas, das vielleicht da ist, blofs deswegen übersehe, weil man nicht daran geglaubt hat. Also de omnibus dubitandum est.

22.

Geht man so an die mikroskopische Untersuchung des Blutes, so sieht man in einem, unter dem Mikroskop ausgebreiteten, durchsichtigen, lebendigen, thierischen Theil, etwa im Mesenterio einer Maus, in der Flughaut einer Fledermaus, oder in der

Schwimmhaut eines Frosches, oder worin man sonst noch will, bei der Beleuchtung des Objekts im Schattenlichte zwar die strömende Bewegung des Blutes in den Gefäſsen ganz unverkennbar; aber was die innere Gestaltung des Blutes selbst betrifft, so ist das Bild davon so undeutlich, daſs man daraus machen kann, was man will. Man erkennt durchaus nichts deutlich Haltbares, man glaubt bald dieſs, bald jenes gesehen zu haben, und man sieht auch wirklich das eine Mal etwas Verschiedenes von dem Andern, wenn sich zufälliger Weise durch Drehung des Spiegels die Beleuchtung des Objektes verändert haben sollte, indem durch die verschiedenen Grade der hellern und dunklern Beleuchtung das Bild deutlicher oder undeutlicher wird. Man kann also nur, wenn man offenherzig ist, den Wunsch haben, die Sache deutlicher zu sehen, und ganz natürlich muſs einen die Analogie darauf führen, daſs hier, so wie überall, das Wahre an den Dingen da in seiner reinsten Gestalt ganz unverhüllt sich uns offenbaren werde, wo man sie in dem hellsten, durch keine Dunkelheit getrübten Lichte beschaut. Um also mein Bild deutlicher zu sehen, werde ich es heller beleuchten müssen.

23.

Thut man nun diefs, erhellt man das Bild, das Objekt, durch das klare Sonnenlicht, so erstaunt man über die Erscheinungen. Man glaubt beim ersten Anblick ein ganz fremdes Objekt zu sehen, erkennt dasselbe, was man früher im dunklen Lichte sah, kaum wieder. Die ganze sichtbare Fläche erscheint hell und durchsichtig, alles in scharfer Begränzung; die Textur des thierischen Theils erscheint in ihrer ursprünglichen Bildung durchaus eben so gestaltet, wie die in dieser hellen Substanz verlaufenden Blutströme, welche man nur in den feinern Gefäfsen durch die Bewegung in ihrem Innern, in den gröfsern zugleich durch die rothe Farbe unterscheidet. In diesen Strömen unterscheidet sich nun aber aufser der vorwärts und rückwärts in unendlich mannichfaltiger Richtung fortgehenden Bewegung der ganzen Blutmasse, die schöne Bewegung im Innern des Blutes selbst, welche der Gegenstand dieser Abhandlung ist.

Anm. Das helle Sonnenlicht was man hier zur Beleuchtung anwendet, darf aber nicht noch durch einen Hohlspiegel, so wie sie gewöhnlich an den Mikroskopen vorkommen, dessen Brennpunkt gerade auf das Objekt fällt, concentrirt werden, denn in diesem Fall kann man freilich wegen des blendenden Lichtes, besonders wenn der zu betrachtende Gegenstand ganz durchsichtig ist, nichts erkennen; sondern jenes helle Sonnenlicht darf nur vermittelst eines ebenen Spiegels auf das Objekt reflektirt werden. Hingegen kann es im matten Sonnenschein, z. E. gegen Abend, auch bei ziemlich durchsichtigen Objekten nöthig werden, das Licht durch einen Hohlspiegel zu concentriren; ebenso wie in dem Fall, wo die Gegenstande sehr dick und im Schattenlichte wenig durchsichtig sind, z. E. dickere Blutströme oder stärkere Pflanzenstücke: Schotenvalveln, dickere Blatter u. s. w., es nöthig werden kann, selbst das hellste Sonnenlicht, entweder durch einen Hohlspiegel oder durch eine Linse, die nach Erfordernifs ober- oder unterhalb des Objekts angebracht sein mufs, zu concentriren. In solchen dicken Substanzen hingegen sieht man wieder alles undeutlicher wegen der kleinen Brennweiten der Objectiv-Linsen, obgleich besonders in diesem Punkte die Güte der Mikroskope, und die Deutlichkeit des dadurch hervorgebrachten Bildes, von einander sehr abweichen, weil in dem Fall: wo die Brennweiten der Objectivgläser zu klein sind, man ein zu beschränktes Gesichtsfeld nach allen Richtungen hin, besonders in die Tiefe hat. Je gröſser bei einem zusammengesetzten Mikroskop die Summe der Vergröſserungen der Kollectivgläser ist, desto kleiner kann die Vergröſserung der Objectivlinse, also desto groſser ihre Brennweite sein, und damit entsteht zugleich nach allen Richtungen hin ein viel umfassenderes Gesichtsfeld. Daher sind bei einer gleichen Deutlichkeit des Bildes, diejenigen Mikroskope die besten, deren stärkste Vergröſserungen zugleich mit dem gröſsern Gesichtsfelde verbunden sind, was von einer gröſsern Brennweite der Objektivlinse herrührt: weil man mit diesen auch dickere Substanzen ziemlich vollständig und genau beobachten kann. Indessen flieſsen alle diese Vortheile und Nachtheile, so wie eine Menge anderer Regeln bei dergl. Untersuchungen, aus einer genauern Kenntniſs der Physik, und ihre Erläuterung gehört nicht hierher. Ich wollte nur darauf aufmerksam machen, daſs überhaupt hierbei mancherlei Dinge vorkommen, deren Vortheile und Nachtheile sehr beachtungswerth sind.

24.

Der ganze Inhalt eines Blutstroms erscheint bei einer mäſsigen Vergröſserung auf den ersten Blick in sich selbst durch und durch in gleichförmiger, zitternder Bewegung. Der ganze Blutstrom ist in seinem Innern in bewundernswürdiger Thätigkeit. Bei näherer Betrachtung durch eine gröſsere Vergröſserung sieht man in den langsameren Strömen, daſs diese prächtige Erscheinung von einer Zertheilung der einen Blutmasse in unendlich viele und kleine Körperchen herrührt, welche Bluttheilchen unter einander in der thätigsten Wechselwirkung sind, so daſs sie einander anziehen, oder vielmehr in einander übergehen, nnd sich wieder scheiden. Dadurch sind sie selbst in einem ewigen Aufheben ihrer selbst, und eben so zugleich in einem ewigen Wiederentstehen begriffen. Sie ziehen sich gegenseitig an; das eine geht in das andere über; beide durchdringen sich zu einer Einheit, zu einer Masse, und sogleich zerfällt diese Einheit wieder; sie hebt sich in verschiedene besondere Theile auf, die in demselben Wechsel ihrer Gestalt ihr Bestehen haben. Sie sind unendlich schnell vorübergehend: kaum haben sie sich gestaltet, so gehen sie in ihrem Andern wieder zu Grunde, deren Existenz aber wieder so flüchtig und vorübergehend ist. In demselben Moment gehen sie auseinander hervor, und lösen sich wieder auf, damit durch ihren Untergang wieder neue ihres Gleichen hervorgehen. Alle sind, so in sich und durch sich, in der lebhaftesten, geschäftigsten Bewegung, die ihre Ruhe, ihre Existenz ist. Sie sind in demselben Augenblick da und nicht da. Kaum will man ein solches Bluttheilchen unter dem Mikroskop mit dem Auge verfolgen, so ist es schon vorüber und ein anderes an seiner Stelle, dessen Dasein eben so eilig dahin flieht. Darum ist ihre Gestalt unsagbar, ein unendlicher Wechsel in einem und demselben Moment. Sie sind nur in dem Procefs festzuhalten, der ihre innere Natur ist; nur in diesem Procefs haben sie ihr lebendiges Bestehen. Eins geht in das andere über, und beide treten durch sich selbst wieder in die flüchtige Existenz. Sie kommen aus dem Grunde, und gehen zu Grunde, und diese Metamorphose ist ihr bleibendes, beharrliches Wesen, wodurch sie selbst sich ebenso sehr verschlingen, als wieder erzeugen. Es ist ganz ebenso, wie ich es in dem lebendigen Safte der Pflanzen gefunden habe.

25.

Mit der Bewegung jedes einzelnen Bluttheilchens hängt zugleich die Bewegung aller aufs Innerlichste zusammen. Denn dadurch, dafs das eine seine Beziehung zu dem andern verändert, ist auch eine andere Beziehung dieses andern Bluttheils zu dem dritten gesetzt, mit dem es entweder zusammengeht, oder von dem es sich scheidet, und so fort ins Unendliche. Die Veränderung des einen setzt eine Veränderung des andern, weil alle durch und durch, wie Glieder einer Kette, in Eins zusammenhängen, so dafs eine Bewegung eines Theils, ohne die Bewegung des ganzen Stromes, durchaus unmöglich ist. Das Werden, das Entstehen des einen ist der Untergang des andern, und umgekehrt hat in dem Grunde dieses Untergangs das Werden eines noch andern seinen Grund, und so fort. Durch diesen Zusammenhang werden alle in Eins zusammengehalten, constituiren sie die innere Unruhe, mit welcher die Blutmasse in sich den ewigen Kampf besteht.

26.

Ich habe mich in meiner Schrift über den Kreislauf des Saftes in den Pflanzen zur Bezeichnung der Beziehungen, welche die organischen Elemente zu einander haben, der Ausdrücke Attraktion und Repulsion bedient. Es könnte diefs zu der Vorstellung verleiten, dafs die Theile des Saftes, oder hier, des Blutes, nur durch Berührung ihrer Aufsenseiten neben einander hingezogen, und nach solcher Anziehung wieder von sich abgestofsen würden, wie ein Haufen elektrischer oder magnetischer Metallfeilspäne, deren entgegengesetzte Pole sich so anziehen, dafs sich ihre Massen nur in gegenseitiger Berührung an einander halten, so lange, bis sie durch neue Spannungen anderswohin bewegt werden. Eine solche Anziehung und Abstofsung ist aber in dem Procefs des Saft- und Blutlebens nicht; sondern die organischen Urtheile gehen nicht blofs aneinander, sondern zugleich durcheinander; ihre Substanz durchdringt sich wechselseitig; sie verschmelzen oder zerfliefsen in eine Einheit, die sich durch und durch selbst gleich ist, und diese eine Masse theilt sich nun wieder, besondert sich von Neuem, und jeder dieser neuen, wiederentstandenen Theile, welche aus diesem einenden Bande sich wieder entlassen haben, ist dem andern, so wie sich selbst, vollkommen gleich. Es ist diefs Vereinigen der Bluttheilchen kein blofses Zusammengehen differenter Momente, die sich äufserlich bleiben, kein äufserliches Anhäufen, wie die Krystallisation der Mineralien, deren Theile zwar auch gleichartig sein können, aber die sich dennoch nicht in eins durchdringen; sondern es ist ein höchst innerliches Vereinigen der Differenz zu einer Identität, die ihre Unterschiede selbst wieder aus sich entläfst, oder vielmehr, die sich selbst besondert. Aber eben deshalb ist dies identische Produkt zweier Bluttheilchen keine Indifferenz, keine Ruhe, wie das Chemische; sondern durch sein inneres Leben besondert es sich wiederum weiter, und setzt den Procefs fort, anstatt dafs im Chemismus mit der Neutralisation die Ruhe und Gleichgültigkeit des Produkts gegen sich selbst eintritt.

27.

Diese innere, als ein Zittern erscheinende Bewegung des Blutstroms, ist aber in dem Gefäfs gar nicht scharf begränzt; sondern ehe man recht genau darauf sieht, erscheint es, als ob sich diese Bewegung, dieses Zittern, nach den Seiten hin allmählig wie ein Schatten verwische, oder da, wo viel Gefäfse dicht zusammen verlaufen, erscheint gar die ganze, dazwischen liegende Substanz auch in derselben zitternden Bewegung. Man kann da gar keine scharfe Gränze unterscheiden, zwischen welcher der Strom verläuft, oder vielmehr man kann keine Gefäfse mehr unterscheiden; es sieht aus, als ob das Blut ohne Gefäfse strömte; man sieht von einem faserigen Gefäfse um den Blutstrom nichts. Aber der Blutstrom ist auch wirklich nicht durch das Gefäfs so begränzt, dafs er nicht darüber hinaus könnte; das Gefäfs ist gar keine Schranke für die Wirksamkeit des Blutstroms, sondern umgekehrt ist es durch die lebendige Wechselwirkung gerade die vermittelnde Beziehung des Blutes zu den übrigen organischen Theilen, die durch dasselbe gebildet und ernährt werden sollen. Nämlich es rührt diese Erscheinung von der lebendigen Wechselthätigkeit her, durch welche das Blut mit den Gefäſsen in Gemeinschaft tritt. Man sieht unter dem Mikroskop sehr deutlich, daſs die, mit dem Blute aus denselben organischen Elementen, der Form nach, bestehenden Gefäſse, wirklich durch diese ihre bildenden Theile, mit dem Blute in derselben Wechselwirkung, als die Theile des Blutes unter sich, stehen. Es findet zwischen dem Gefäſs und seinem Inhalte ganz eben derselbe, so eben beschriebene Proceſs Statt, welcher im Innern dieses Inhalts, im Blute selbst, Statt hat. Die feinen Gefäſse sind in einer fortlaufenden Auflösung ihrer Substanz begriffen, so wie das Blut in sich selbst. Und dadurch geht nun das Blut aus sich selbst heraus, und tritt mit der organischen Substanz in Wechselwirkung; dadurch erst ist es in den Stand gesetzt, den Zweck seines Daseins zu erfüllen, den Organismus zu erfrischen, zu ernähren und zu bilden. Erst durch diesen vermittelnden

Procefs geht es aus sich heraus, und tritt mit den übrigen Theilen des Organismus in unmittelbare Gemeinschaft und Wechselwirkung.

Anm. Hierdurch erhält die sogenannte Propulsionskraft ihren begreiflichen Inhalt. Sie wird aus den Verhaltnissen zusammengesetzt, welche die Blut- mit den Gefafstheilen haben, ist also auch nur in dieser Beziehung des Blutes auf die Gefafse da. Durch seine eigenen innerlichen Bewegungen treibt sich das Blut nicht selbst, nachdem es aus dem Gefafs herausgestromt ist, es hat also diese Kraft keineswegs als sich auf sich beziehend, sondern indem es sich auf die Gefafse bezieht. Die Strömung des Blutes in den Haargefafsen ist gerade ebenso durch die Wechselwirkung der ganzen Blutmasse mit dem Gefafs bedingt, als die Bewegungen der einzelnen besonderten Bluttheile durch ihre Wechselwirkung unter einander bedingt sind. Ebenso, wie jedes einzelne Bluttheilchen für sich keine Bewegung hat, findet sich auch kein Fortbewegen der Blutmasse, wenn diese aus dem Gefafs herausgeströmt ist, obgleich in diesem ausgeströmten Blute die Bewegungen seiner Theile noch fortdauern können. Also ist diese Propulsionskraft keineswegs dem Blute für sich zuzuschreiben, sondern sie ist zusammengesetzt aus den Verhältnissen, welche das Blut mit den Gefafsen hat. Höchstens könnte man allenfalls sagen, im Blute sei ein Propulsionstrieb, d. h. ein Trieb sich mit den Gefäſsen in Wechselwirkung zu setzen, wodurch dann erst jene Kraft sich aufsert. In diesem Falle muſs man aber die Gefäſse ebenso wieder mit demselben Triebe begaben, der so in Gemeinschaft mit dem Blute sein Treiben producirt. Also muſs man die Voraussetzung, daſs es eine dem Blute fur sich immanente treibende Kraft gebe, verwerfen, wenn es gleich vollkommen richtig ist, daſs diese lebendigen Beziehungen des Blutes zu den Gefaſsen durch und durch innerliche sind, die sich von den mechanischen Ansichten, so wie die Bewegung eines geworfenen Steins von dem Fluge des Vogels unterscheiden.

28.

Man kann diese Wechselwirkung der Urtheile des Blutes mit denen der Gebilde unter dem Mikroskop bis zu dem Moment verfolgen, wo beide in die feste organische Substanz zusammenwachsen. Vorfolgt man die Bewegung eines Bluttheilchens, das über das Gefäſs schon hinausgegangen ist, mit den Augen in seinen Uebergängen, so wird man bald gewahr, daſs es sich am Ende mit einem Theil der Substanz des Gebildes fest zusammenschlieſst, und somit nun in diesem Proceſs stehen bleibt, ich möchte sagen anwächst, und so sein Theil zur Bildung des Ganzen beiträgt. Und so ist es mit allen

Theilen des über das Gefäfs hinausgehenden Blutes, nur dafs man den Verlauf aller nicht zugleich mit dem Auge überschauen kann; wenigstens nicht so, dafs man dann von dem Procefs in seiner ersten Besonderung ein treues Bild haben kann: denn sobald man das Ganze blofs überhaupt anschaut, so sieht es aus wie ein Wirrwarr ohne Regel und Ordnung. Heftet man aber, besonders in den Strömen, mit langsamer, ruhiger Bewegung das Auge fest auf die ursprüngliche Theilung und den Procefs, so wie er durch die elementarischen Beziehungen derselben constituirt wird: so sieht man die höchste Gesetzmäfsigkeit in demselben, die innere Unruhe erscheint dann als eine schöne Ruhe, welche in diesen Bewegungen Eintracht und Frieden erhält.

29.

Dieser Fortgang ist der immanente und nothwendige Uebergang des eigenen Gestaltungsprocesses im Blute, in den Bildungsprocefs des Organismus überhaupt. Das ist der Trieb des Blutes, sich nicht nur zu sich selbst, sondern auch zu dem übrigen Organismus, bildend thätig zu verhalten. Und dieſs ist der Proceſs, durch welchen die Vorstellung von der bildenden Kraft, der vis formativa, plastica, von dem Bildungstriebe des Organismus seine wahre Bedeutung und seinen concreten, energischen Inhalt empfängt. Das ist die Energie, durch welche die Dynamis zu Tage kommt, wodurch das Ding an sich hervortritt ans Licht, und seinen Begriff selbst realisirt. Dieſs ist der Proceſs, durch den die organische Natur den unendlichen und unermeſslichen Reichthum ihres Inhalts zur Erscheinung treibt, der Trieb des Begriffes der Natur, sich zu objektiviren, dasjenige in äuſserlicher Form darzustellen, was in ihr als Idee enthalten ist. So macht die Natur den groſsen Schritt zur Existenz; so geht der wahre innere Verlauf ihres urtheilenden Processes, die concrete Bewegung ihres immanenten Fortgangs, durch den sie in sich zurückkehrt, und sich in sich abschlieſst, und sich als ein fertig Gebildetes präsentirt.

30.

Bisher konnte man in der Physiologie den innern Zusammenhang zwischen der organischen Kraft und ihrer Aeufserung, zwischen dem Begriff des Lebens und seiner Manifestation, durch den thätigen Verlauf des elementaren Processes nicht aufzeigen. Es blieb in der bildenden organischen Natur eine ungeheure Kluft zwischeu dem Innern und Aeufsern, dem Wesen und seiner Erscheinung, der Kraft und ihrer materiellen Production, der Idee und ihrer Realität, oder wie man diese Verhältnisse sonst noch ausdrücken will. Man hat beides immer als einander äufserliche Verhältnisse gefafst, und gesagt, das Leben komme als etwas von der Materie Verschiedenes zu ihr hinzu, und bilde sie, es sei hinter der Materie, und sei das, was sie treibe, ihr Bildungstrieb. Man konnte den innern Verlauf des plastischen Processes nicht verfolgen, sondern mufste bei dem fertig Gebildeten, was durch unbekannte Weise aus der Kraft entstanden sei, stehen bleiben. Man hat sich diefs Innere, was dahinter liegen soll, hinter dem Aeufsern, auf verschiedene Weise gedacht, bald imponderabel, immateriell, bald als ein geistiges Fluidum, von dem man meist behauptet hat, dafs es seinen Sitz im Hirn- und Nervensystem habe, und von hier aus über den übrigen Organismus, wie aus einer unversiegbaren Quelle, ausströme, deren Unversiegbarkeit aber ebenso leere Voraussetzung war. Aber dafs sich der Begriff oder das Wesen, das Innere selbst, durch den Procefs zur Objektivität treibe, und durch diesen Procefs, in welchem alle seine Begriffsbestimmungen enthalten sind, als etwas Reales, Wirkliches ins Dasein setze, hat man noch nicht zur klaren Anschauung bringen können.

31.

Also das Blut belebt die Theile des Organism nicht dadurch, dafs es solche, wie man sich vorstellte, von aufsen bespült und sie so erfrischt, wie die eingeathmete Luft oder das Wasser erschöpfte, matte Organisationen wiederbelebt; es bildet den Organismus nicht so, dafs durch die Gefäfse gewisse Theile aus dem Blute durchschwitzen, und sich nun an die Substanz, die gebildet werden soll, ansetzen, und sich hier gleichsam zur Ruhe begeben; sondern das Blut durchdringt mit seiner ganzen Substanz die übrigen Theile des Organismus. Seine Verhältnisse zu denselben sind durch und durch innerliche, es kommt nicht als etwas ganz Aeufserliches hinzu; sondern wird von den übrigen Theilen eben so sehr in harmonischer Wechselwirkung an- und aufgenommen. Seine Substanz geht allerdings über die Haargefäfswandungen hinaus, aber nicht so, dafs es durch die Kraft des Herzens durch sie hindurch geprefst würde, und so aus- und durchschwitze; sondern die eine, sich selbst gleiche, aber zugleich in die, in sich thätigen Urtheile, besonderte Blutmasse, tritt durch denselben Procefs, durch welchen es in sich selbst thätig ist, auch zunächst mit den Gefäfsen, und über diese hinaus mit dem übrigen Organismus in lebendige Wechselwirkung. Es wird weder mechanisch bis zu den Theilen, die es ernähren und bilden soll, hin und an ihre Substanz hinangetrieben, noch strömt bei dieser Gelegenheit etwas Immaterielles, Imponderables aus dem Blute heraus, und als ein Fremdes und Anderes zu dem Ponderablen und Materiellen hinzu; sondern das durch lebendige Wechselwirkung in sich thätige und concrete, ponderable und materielle Blut, hat eben so sehr wiederum, als eine zusammengesetzte relative Einheit, die allernothwendigste und höchst innerliche Beziehung, als Moment, als Theil eines individuellen Ganzen, zn den übrigen höhern Einheiten des Organismus, durch welches nothwendige Verhältniſs also auch die harmonische Wechselthätigkeit zwischen dem Blute und den übrigen Theilen eben so sehr bedingt ist, als die Wechselwirkung der Urtheile untereinander. So wie diese in dem Proceſs des Blutlebens nur in sich thätig sind, so treten sie, sobald das ganze Blut mit andern Theilen in Wechselwirkung tritt, mit den Urtheilen dieses Andern in denselben elementaren organischen Proceſs, in dieselbe Thätigkeit, durch welche sie auch in sich selbst lebendig sind. Bei diesem Fortgange des Blutlebens aus sich selbst hinaus gilt, wie gesagt, von dem Bestehen der Haargefäſse wieder ganz dasselbe, was von dem Bestehen des Blutes durch seine Urtheile überhaupt gilt; sie haben kein fertiges Dasein, sondern durch diesen Proceſs sind sie in einem ewigen Verschwinden und Entsehen; die Urtheile, die bildenden Elemente ihrer Substanz, sind in dem continuirlichen Proceſs des Uebergehens begriffen, in welcher ewigen Bewegung ihre Ruhe ist. Durch den Proceſs mit dem in ihnen strömenden Blute werden sie immer und ewig gebildet, und wieder in ihre bildenden Theile aufgelöst, und in einer solchen Metamorphose befindet sich das Ganze ihrer Substanz; es sind in den Haargefäſsen nicht gewisse Theile, durch welche dieser Proceſs des Hinausgehens des Blutes aus sich in die übrige organische Substanz, Statt fände, sondern sie ganz sind dieser beständigen Veränderung unterworfen, und nur dadurch wird es der Natur möglich den Bildungsprocefs hervorzurufen, durch welchen vor unsern Augen solche Wunder geschehen; nur so wird für uns der Begriff der Natur begreiflich, kraft dessen sie sich aus ihrer organisch elementarischen Besonderung wieder durch einen Kreis von Kreisen zu einzelnen, durch sich selbst für sich seienden Wesen zusammenschliefst, deren Untergang eben so sehr zugleich wieder das Hervorgehen neuer Lebendigkeit ist.

32.

In dem Begriffe des Bildungstriebes, oder besser des Bildungsprocesses, sind also einmal das Blut, und diesem gegenüber die zu ernährende und weiter fortzubildende, organische Substanz als urtheilende Momente enthalten, welche sich durch die einende Macht des Ganzen, zu dem Produkte zusammenschliefsen, welches als Zweck dieses Processes durch die Idee des Organismus, als ein nothwendig bestimmtes Glied, der ganzen Kette vorgebildet ist.

33.

Die ursprüngliche Form dieses organischen Produktes wird also die der concreten (zusammengewachsenen) Urtheile des Bildungsprocesses sein müssen, wie sie es denn auch in Wahrheit ist. Sie ist weder Faser, noch Blatt, noch Kugel. Zwar ist nicht zu läugnen, daſs alle diese Formen in den organischen Gebilden vorkommen; aber wo dies der Fall ist, da ist ihre Form eine zusammengesetzte aus der ursprünglichen organischen Theilung, welche im Proceſs, so wie in dem durch denselben erzeugten Produkt, eine und dieselbe ist. Die ursprüngliche Form des organisch Gebildeten ist vollkommen dem, in seinem Proceſs stehen gebliebenen, bildenden Blute gleich. Denkt man sich einen zur Ruhe gekommenen Blutstrom, in einem so eben abgestorbenen, organischen Theil, nach seiner innern Gestaltung, in welcher die lebenden Urtheile stehen geblieben sind, so hat man das wahre Bild der ursprünglichen Form, in welcher die letzte organische Theilung als beharrend in allen organischen Gebilden erscheint. Es ist dieſs die ruhende Form zu welcher die, durch ihren immanenten Proceſs bewegten Urtheile, sich zusammenschlieſsen, aber in die-

diesem Schlufs ihres thätigen urtheilenden Processes dennoch die lebendige Seele der innern Beziehungen, welche sie zusammenhalten, nicht aus sich entlassen. Ihre polarische Differenz unterliegt blofs der einenden Gewalt des Ganzen; aber sie sind nicht, wie das Chemische, in dieser Form zu einem neutralen Produkte zusammengegangen, das nur durch Zernichtung seiner Form vermittelst eines von ihm verschiedenen Fremden wieder in Thätigkeit gesetzt werden kann; sondern ihre Differenz ist ihnen noch eben so innerlich, dafs sie im Stande sind, in dem Procefs fortzufahren, in welchem sie stehen geblieben sind.

34.

Mit innerer Nothwendigkeit dringt sich hier die Frage auf: wie geht es aber zu, dafs aus dem einen Blute hier Nerven, dort Gefäfse, dort Muskeln und Eingeweide gebildet werden? Man ist hier fürs erste bei näherer Betrachtung gezwungen, zu gestehen, dafs die Frage, so unmittelbar genommen, nichts taugt, indem sie etwas voraussetzt, das erst bewiesen werden soll, nämlich, daſs das Blut bei der Bildung alle diese verschiedenen Theile erst aus sich herausscheide; im Nerven, Eiweiſsstoff, im Muskel, Faserstoff u. s. w., so wie in der Chemie aus dem Granit Glimmer, Quarz und Feldspath, und aus jedem dieser Theile wieder die sogenannten entferntern Bestandtheile ausgeschieden werden. Hierbei muſs das Blut als das allein Active gedacht werden, was aus sich das Leben ausströme, oder wie Wolff es gemeint hat, eine durch Verwandtschaft bedingte Anziehung zwischen den Bluttheilen und den Gebilden (die er dann aber auch schon als fertige voraussetzt, eine Voraussetzung von der man ebenfalls nicht weiſs, aus welchem Grunde sie kommt, und die dennoch als Grund gesetzt wird, auf welchem eine Theorie gebaut werden soll) angenommen werden. Aber man kann und darf, wenn man etwas begreifen will, nichts voraussetzen, sondern muſs an allem zweifeln, und also kann man hier weiter fragen: worin hat denn dieses Anziehen oder jenes Ausströmen seinen Grund, wie kann dem Organismus aus einem seiner Theile Lebensstoff zuströmen, der doch selbst nur kraft des Ganzen da ist? Man mufs also der Frage einen andern Sinn geben, nicht bei dieser beschränkten Verstandesreflexion stehen bleiben, sich darauf besinnen, dafs jene Processe nur den Fortgang ausmachen, durch welche das urspüngलich schon als verschieden Gesetzte sich innerhalb seiner selbst bewegt. Dann wird es uns klar, dafs Nerven, Gefäfse, Blut, Eingeweide u. s. w. nicht erst eins aus dem andern gebildet werden können, sondern dafs der Procefs aller Theile des Organismus gegen alle nur die bewegende Seele des Fortgangs ist, durch welche das eine Ganze sich, als durch seine urtheilende Momente, in seinem eigenen Schlufs bewegt. Man wird also vor allen Dingen erst fragen müssen: wie werden denn ursprünglich alle diese Theile gebildet, oder besser: wie setzt denn der eine Organismus alle diese mannichfaltigen Unterschiede in sich? Und diese Frage müssen wir so beantworten, dafs in dem Moment, wo sich der Begriff des Organismus zur Natur objektivirt, wo er sich zum natürlichen Dasein entschliefst, dafs er in dem Acte seiner Erzeugung seine wirklichen Unterschiede gerade so bildet, wie das Blut seine Urtheile. Gerade so wie das Blut durch seinen Procefs (der nur eine Wiederholung der Beziehungen ist, welche die höhern zusammengesetzten Theile im Organismus zu einander haben) sich in seine Unterschiede, seine Theile sondert, und aus dieser Besonderung der Theile, aus dieser Entschliefsung, aus dieser Aufschliefsung seiner selbst, in sich zurückkehrt durch das ewige Aufheben dieser Theile, um solche wieder zurückzunehmen, und sich in sich abzuschliefsen: gerade so entschliefst sich in seiner ursprünglichen Bildung der ganze Organismus zur Besonderung in unterschiedene Momente, in Nerven- und Blutsystem, und wiederholt in jedem dieser Theile wieder denselben Entschlufs, besondert sich weiter im Nerven zu Mark und Hülle, (Neurilem) im Blutsystem zu Blut und Gefäfs u. s. w.; aber alle diese Unterschiede nimmt er in sich selbst, in seinen eigenen ganzen Schluſs zurück, resorbirt sie in sich selbst, beherrscht sie durch die Gewalt seiner Einheit, und bildet so in sich und durch sich den groſsen einen Kreis, in dem sich alle übrigen, denen er sich selbst zum Vorbilde gegeben hat, in Einklang bewegen.

35.

Hierin hat der Proceſs der Resorption fertiger, organischer Gebilde seinen Grund. Die Gebilde lösen sich wieder auf, um in die Masse des Blutes wieder zurükzugehen. Dieser Proceſs ist eine ebenfalls unter dem Mikroskop sichtbare Erscheinung. Man sieht oft plötzlich in einem ganz ruhigen Theil des Gebildes eines lebenden Thiers unter dem Mikroskop sich mit einem Male einen Haufen organischer Urtheilchen von der übrigen Substanz ablösen, den Proceſs der Wechselwirkung unter sich, und mit ihren Umgebungen anfangen und fortsetzen, mit einem Blutstrom in Wechselwirkung treten, und darin übergehen.

36.

Der Begriff der Resorption ist also ebenso gut ein Procefs der Wechselwirkung der organischen Elemente, als der des Bildens, und himmelweit von den Vorstellungen verschieden, welche man hierüber bisher von einem Colliqueszíren und dem Aufsaugen dieses passiven Colliquaments durch einsaugende Gefäfse gehabt hat. Man hat sich dabei nur die Gefäfse als das Active vorstellen können, welche auf unbekannte Weise, allenfalls durch eine eigene Kraft, das ihnen äufserliche Colliquament an sich ziehen, und fortleiten sollten. Den innern Zusammenhang der hier thätigen Momente, den innern Verlauf der ganzen Aktion, hat man bisher noch nicht geahnt. Man hat hier wie überall Kräfte unterschieben müssen, deren Fortgang zur Aeufserung unbekannt war. Die Aeufserung des Processes liegt am Tage; man sieht fette Menschen mager werden; woher kömmt sie aber, aus welchem Grunde? Man hätte hier der Analogie nach wie überall bei den organischen Wirkungen antworten müssen: durch eine dahinter liegende Kraft, deren nothwendiger Zusammenhang mit der Aeufserung noch unbekannt ist. Jetzt können wir antworten: diese Kraft tritt durch denselben Procefs in die Erscheinung, durch welchen die bildenden Vorgänge vermittelt werden. Anstatt dafs sich in diesen das Blut mit den Gebilden in thätige Opposition setzt, treten bei jenen umgekehrt die Gebilde wieder mit dem Blute in thätige Gemeinschaft. Derselbe innere Verlauf der Thätigkeiten geht rückwärts von Aufsen in das Blut hinein, so wie er vorhin aus dem Blute hinausging. Der eine und derselbe Procefs wiederholt sich durch eine rückschreitende Bewegung, in welcher die organischen Gebilde wieder mit dem Blute in Wechselwirkung treten. Ein organisches Gebilde wird eben so durch Resorption aufgehoben, als jedes einzelne Bluttheilchen von seinem andern resorbirt und verschlungen wird. Man könnte ebenso gut den Procefs des Blutlebens die ewige Resorption und die ewige Sekretion seiner selbst nennen; das

Blut resorbirt seine Theile in sich selbst, und secernirt, scheidet sie wieder aus sich, es hebt sich in sich selbst auf, geht in sich zu Grunde, um aus diesem Grunde wieder hervorzugehen. Und eben so wie das Blut selbst, so ist der ganze Organismus wesentlich durch und durch Procefs, hat seine Existenz ebenso gut in dem Grunde seines Untergangs, wie jedes einzelne Bluttheilchen. Er ist in sich selbst durch und durch flüssig; seine höhern Theile haben ihr Bestehen ebenso gut im Uebergange, im ewigen Werden, wie seine ersten und ursprünglichen Theile. Er löst sich gerade so in sich selbst auf durch das eigene Aufheben aller seiner Momente, wie das Blut durch seinen Procefs. Er ist nur eine fortgehende Wiederholung des ursprünglichen Processes, in welchem immer höhere Einheiten, als urtheilende Momente enthalten sind, ein Kreis von Kreisen, welche sich in sich selbst, als in ihrem eigenen Schlufs, bewegen.

Zweiter Abschnitt.

Von der Fortdauer dieses Processes in Theilen, welche vom Organismus getrennt sind.

37.

Es ist schon lange bekannt, daſs das Blut in den Haargefäſsen so eben getödteter Thiere, und in ganz vom Körper abgeschnittenen Theilen, eine zeitlang fortströme *), und ich habe bei meinen Untersuchungen die Bemerknng gemacht, daſs auch die innere Bewegung des Blutes selbst ebenfalls noch

*) Daſs Haller diese Thatsache gekannt hat, hat er ausgesprochen; aber auf die Dauer dieser höchst merkwürdigen Bewegung hat er nicht genug reflektirt. Man kann ein Saugethier, z. E. eine Maus todt schlagen, solche in einer mäſsigen Temperatur beinah eine Stunde lang liegen lassen, und wenn man nun von diesem todten Thier einen Theil, z. E. ein Ohr, oder ein Stück vom Me-

längere Zeit nach der Trennung eines thierischen Theils vom Ganzen, eben so wie ich es in den Pflanzen entdeckt und beschrieben habe, nur mit dem Unterschiede, dafs die Bewegung bei diesen länger dauert, fortwährt. Wie wird das Blut in diesen Theilen noch bewegt, wie geht es zu, dafs nach aufgehobenem Impuls des Herzens der Kreislauf nicht sogleich stockt, dafs man nicht zugleich mit dem getrennten Theil auch dessen inneres Leben vom Ganzen abgeschnitten hat?

38.

Diese Frage bezieht sich zunächst nur auf die strömende Bewegung, von der Jedermann weifs, dafs sie aus dem Herzen stamme: denn dafs die innere Thätigkeit,

---

senterium, abschneidet, und es unter dem Mikroskop besieht, so bewegt sich das Blut hier noch. — Eine Thatsache welche schwerlich jemand ohne Zweifel eher als wahr annehmen wird, als bis er sie selbst gesehen hat; aber die dennoch so wahr ist, dafs sich jedermann zu seinem Erstaunen bald davon überzeugen kann.

der innere Procefs, dem Blute durch und durch immanent ist, kann dem Zweifel bei denjenigen nicht unterworfen sein, die sie erst werden erkannt haben, da diese selbst noch Statt findet, nachdem das Blut schon aus dem Gefäfs herausgeströmt ist, wie ich diefs sogleich sagen werde, und folglich aller äufserlichen Beziehungen durchaus ermangelt. Etwas anderes ist es mit dem Fortströmen des Blutes in den Gefäfsen. Das Herz läfst es sich nicht abdisputiren, dafs es die Bestimmung habe, das Blut in den ganzen Organismus zu verbreiten, und jedem Organ soviel als es zu seinem Lebensprocefs braucht, zuzuführen, und man erkennt die Gewalt, mit der das Blut durch die Arterien getrieben wird bis in deren feinste Verzweigungen auch unter dem Mikroskop an der ungemeinen Geschwindigkeit der arteriellen Ströme. Diese werden mit einer Pfeilschnelle bis an ihre Uebergänge in die Venen getrieben; aber in dem Moment, wo sie sich umkehren und zurückgehen, zertheilen sie sich in ungleich zahlreichere Venen, und hier ist ihre Geschwindigkeit wie abgebrochen; die Strömung geht sogleich ungleich langsamer, weil ein wichtiges Moment der Fortbewegung fehlt. Also suum cuique. Die strömende Bewegung ist gröfstentheils kraft des Herzens da.

38.

Aber dennoch hört sie in solchen Theilen nicht sogleich auf, deren Gefäfszusammenhang mit dem Herzen vollkommen aufgehoben ist, eine Erscheinung, welche von Haller aus der mechanischen Einwirkung der Gefäfse auf das Blut erklärt worden ist. Allein diese Erklärung hält nicht Stich. Nämlich bei einer gleichmäfsigen Contraction eines hohlen Spindels, wie das Blutgefäfs es ist, müfste doch natürlich die darin enthaltene Flüssigkeit auf mechanische Weise dahin getrieben werden, wo der meiste Raum und der geringste Widerstand ist, also nach dem weitern Ende. Fände also jenes mechanische Verhältnifs hier Statt, so müfste das Blut der Arterien nun eine rückgängige Bewegung machen. Aber umgekehrt bewegt es sich in denselben nach wie vor vorwärts, in den engern Theil der Arterien hinein.

Der von Haller angeführte Grund dieser Bewegung muſs also wohl nicht der rechte sein. Folgende merkwürdige Erscheinung, glaube ich, giebt über die Sache Auskunft.

39.

Es zeigt sich nämlich ein bestimmter Zusammenhang beider Bewegungen im Blute; die fortströmende Bewegung in den Haargefäſsen abgeschnittener Theile eines Thiers hört in einem und demselben Moment mit der innern Wechselwirkung der Bluttheilchen auf. So lange die innere Bewegung des Blutes dauert, dauert die äuſsere strömende auch, und beide hören zugleich auf. Das Blut strömt in den Haargefäſsen nicht ohne die innerliche Bewegung seiner Theile, und umgekehrt geht dieser innere Proceſs zu Grunde, sobald der Strom still steht, das heiſst, sobald seine Wechselwirkung mit dem Gefäſs zu Ende ist, ähnlich den Erscheinungen in dem lebendigen Safte der Pflanzen. Diese beiden Bewegungen müssen also nothwendig einen innern Zusammenhang haben, durch welchen sie sich als Ursache und Wirkung, oder als Kraft und Aeuſserung zu einander verhalten. Und dieser nothwendige Zusammenhang zeigt sich offenbar in der Wechselwirkung des ganzen Blutstroms mit dem Gefäſs, welche durch die Beziehungen der Bluttheile zu der, eben so zusammengesetzten Textur der Gefäſse, wirklich ist. Denn ebenso wenig, als sich zwei Bluttheilchen gegen einander bewegen können, ohne daſs nicht zugleich dadurch die Verhältnisse aller Urtheile in dem ganzen Strom zu einander verändert würden: ebenso wenig kann die ganze innere Wechselwirkung des Stroms Statt finden, ohne daſs sein Verhältniſs, das Verhältniſs des Bluts, als einer Einheit, zu den Gefäſsen, das vorige bleiben könnte. Mit der Bewegung eines einzigen Bluttheils ist daher zugleich auch die Bewegung aller gegen einander fest bestimmt, und eben so zugleich ihre Wechselwirkung mit den Gefäſsen. Hierin allein kann der wahre Grund dieser, nach dem aufgehobenen Zusammenhang der Gefäſse mit dem Herzen, noch eine Zeitlang fortdauernden, strömenden Bewegung des Blutes, liegen: aus diesem Grunde kommt die Kraft, die den Blutstrom nach dem Tode des Thiers noch treibt.

40.

Weiter kann man aber fragen; warum hört denn die innere Wechselwirkung der Bluttheile nicht ebenfalls gleich auf, nachdem der Theil vom Ganzen getrennt ist? Das lebendige Individuum ist ja ein untrennbares Eins; warum schneidet man nicht zugleich mit dem Theil, der doch nur durch das Ganze seine Existenz hat, auch das Leben desselben zugleich vom Ganzen ab? Darauf antworte ich: das Ganze hat eben so sehr seine Existenz durch die Theile, als jeder Theil wieder aus andern Theilen besteht, und dadurch, je zusammengesetzter oder einfacher er noch ist, in desto höherm oder geringerm Grade sein eignes und innerliches Bestehen hat. Jeder Theil ist ein nothwendiges Glied, das in den Zusammenhang des Ganzen eingreift, und eben so gut zum Bestehen der Totalität mitwirkt, als es zugleich nur durch diese seine Existenz hat. Aber absolut für sich ist der Theil freilich nichts, und man schneidet allerdings auch sein relatives Leben zugleich mit ihm ab, wenigstens ist diese Trennung der nothwendige Grund seines Todes, und die Lebensäufserungen in demselben gehen in demselben Verhältnifs zu Grunde, als sie aus dem Grunde der Totalität herausgerissen sind.

41.

Aber die Selbstständigkeit des Blutlebens ist doch so grofs, dafs es selbst aufserhalb der Gefäfse seine innern Bewegungen noch einige Augenblicke fortsetzt, welches Phänomen dann am herrlichsten erscheint, wann man aus einem, unter dem Mikroskop verwundeten Theil, z. E. einer ausgespannten Schwimmhaut eines Frosches, das Blut ausströmen sieht. Das zuerst ausströmende, welches sich durch die Gewalt des folgenden am meisten von der Wunde entfernt, erstirbt zuerst; in ihm hört die Wechselwirkung der Urtheile zuerst auf; die sogenannten

ten Kügelchen zerfallen darin früher in beziehungslose, sich fremde, gleichgültige Momente auseinander, die nur noch mechanisch, von dem lebendigen folgenden Strom, in unbestimmte Bewegungen versetzt werden.

Ein solches räumliches Auseinanderfallen der Bluttheilchen habe ich aber nur dann gesehen, wann der lebendige Blutstrom sich geradezu in Wasser ergoſs, womit ich die Theile befeuchtet hatte; eben so wie bei den Pflanzensäften. Nie ist es mir gelungen in dem, auf einen trocknen Glasschieber ausgeströmten, Blute zu bemerken, daſs sich die Bluttheilchen räumlich von einander gesondert hätten; so erscheint das Ganze, nachdem die Bewegungen aufgehört haben, als eine krümliche zusammenhängende Masse.

42.

Solche in Wasser von einander getrennte, todte Bluttheilchen haben allerdings mit der Kugelform mehr oder weniger Aehnlichkeit, und so kann man sie allenfalls Kügelchen nennen. Meist sind sie mir aber eiförmig erschienen. Da aber im lebenden Blute so wenig als in dem für sich gestorbenen je dergleichen Gestalten vorkommen, als man sich durch das Experiment machen kann, so nehme ich Anstand den Namen Kügelchen auf die Bluttheilchen überzutragen, die etwas ganz Anderes als Kugeln sind; obgleich ich mich bei der Darstellung ihrer Verhältnisse in den Pflanzen noch öfters des Ausdrucks Kügelchen zur Bezeichnung der Safttheile bedient habe. Indessen weiſs man was man davon zu halten hat.

Anm. Hier ist nun der Punkt wo der Streit der Physiologen über die Bewegungen der einzelnen Blutkügelchen und über ihre Gestalt geschlichtet werden muſs. Daſs ihre Kugelgestalt nur dann erscheine, wann sie durch Wasser auseinander gebracht sind, das hat man recht gut gewuſst, und und darum haben auch die Naturforscher deutlich ausgesprochen, daſs man das Blut, oder den Saft der Pflanzen mit Wasser verdünnen müsse, wenn man die Kugelchen sehen wolle. Das ist ganz richtig. Aber in dieser Sonderung der lebendigen Theile geht das Leben zu Grunde, und nun untersucht man das Todte. Will man dies, so ist denjenigen Physiologen durchaus Recht zu lassen, welche von diesen abgesonderten Kügelchen behaupten, daſs sie keine Bewegung haben. So für sich haben sie keine Bewegungen als die, welche ihnen von auſsen allenfalls durch den Wasserstrom mitgetheilt werden, aus dem ganz einfachen Grunde, worin ihre Wechselwirkung und damit ihr Leben zu Grabe gegangen sind. Was die andern Bestimmungen der Grofse und Gestalt anbelangt; so habe ich mich, weil ich dies für unwesentlich halte, darum zwar nicht recht bekümmert; aber das habe ich im Vorbeigehen sehr wohl bemerkt, dafs in verschiedenen Organisationen die Grofse sowohl als die Gestalten verschieden sind. Mikrometer habe ich nicht angewandt. Aber dem Abschatzen nach erscheinen mir jene Kügelchen bei den Pflanzen fast ganz rund und ungleich kleiner als bei den Thieren, bei diesen also grofser, und wie gesagt nicht rund sondern eiförmig. Ob eine Verschiedenheit dieser mechanischen Verhaltnisse in den einzelnen Thiergattungen und Classen vorkomme, darauf habe ich nicht geachtet.

43.

Bleibt aber eine eben ausgeströmte, aber schon bewegungslose, Blutmasse längere Zeit in räumlicher Berührung mit dem lebendig aus den Gefäfsen nachströmenden Blute, so erwachen allmählich auch in dem schon erstorbenen Theile die Lebensbewegungen wieder durch die lebendige Spannung, in welche die Theile des einen mit denen des andern treten, und so sieht man oft, das schon, der Erscheinung nach, Todte wieder lebendig werden. Diese Erscheinungen lassen sich am schönsten beobachten, wenn man eine, über einer Glasplatte ausgespannte, Schwimmhaut eines Frosches, oder die Flughaut einer Fledermaus, durch einen einfachen geraden Schnitt, der die Gefäfse quer durchschneidet, mit einem scharfschneidigen Messer spaltet, so dafs sich die Wundlefzen etwas auseinander ziehen. Augenblicklich strömt eine bedeutende Menge Blutes aus, welches sich in flimmender Bewegung zwischen die Wunde und über die ganze sichtbare Fläche des verwundeten Theils ergiefst. Diese Operation hebt nun keineswegs die Blutbewegung in dem jenseits des Schnitts gelegenen Theil auf; sondern in diesem wird das Blut noch eben so sichtbar, wie in dem diesseits gelegenen Theil, dem das Blut unmittelbar vom Herzen zuströmt, umgetrieben, eben so wie in gänzlich vom Körper getrennten Theilen. Aber das heftig ausströmende Blut kommt fast nur aus dem diesseits des Schnitts gelegenen Theil, dessen Gefäfse in unmittelbarer Verbindung mit dem Herzen stehen. Nach einiger Zeit hören die Lebensbewegungen in dem zwischen den Wundlefzen ergossenen Blute auf, aber sie fangen, wenn man den Theil ruhig liegen läfst, bald wieder an; es tritt eine neue Wechselwirkung zwischen dem ausgetretenen und dem zuströmenden Blute ein, dadurch erhält das Blut beider Wundlefzen eine lebendige Gemeinschaft, und so heilen sie, sichtbar unter dem Mikroskop, wieder zusammen, wenn man die Erscheinung bis dahin beobachtet.

44.

Auf diese Weise kann selbst ein vom Körper getrenntes Glied, in dem der Lebensprocefs noch einige Zeit fortdauert, durch die lebendige Spannung, in welche es durch feste Berührung der getrennten Stellen tritt, wieder anheilen; was nur dadurch begreiflich wird, dafs das in dem getrennten Theile noch fortdauernde Leben in Wechselwirkung mit dem Verstümmelten tritt. Denn ein Ueberfliefsen von immateriellen Lebensströmungen kann ein solches Anheilen getrennter Theile, z. E. einer Nase, eines Fingers u. s. w., durchaus nicht verständlich machen. Denn das Imponderable ist etwas Unbegreifliches, etwas Inneres, dem nichts Aeufseres gegenübersteht, eine Kraft, die sich nicht äufsert, und man mufs mit diesen Ausdrücken, die eigentlich gar kein Objekt haben, an der Grenze des Erkennens stehen bleiben. Die eine vernünftige Vorstellung, die man von der Sache haben könnte, wäre noch diese, dafs man sich vorstellte, dafs das aus dem Organismus in den getrennten Theil überfliefsende, Blut die lebende Substanz sei, die demselben einen neuen Lebenshauch einflöfse. Allein bei der Vorstellung, die man bisher gehabt hat, dafs das Blut aus Kügelchen bestehe, welche gleichgültig gegen einander im Serum herumschwimmen, läfst sich einmal schon nicht einsehen, wo denn der Anfang einer Lebensaction, eines Lebensprocesses sein soll; sondern das Blut müfste hier, unbekümmert um sich und seine Umgebung, die Gefäfse des getrennten Theils durchwandern; und zweitens ist die Sache auch noch dann wieder unbegreiflich, wenn man an den Fort- und Uebergang dieses Processes in einen als todt angenommenen

Theil denkt. Wie soll die lebendige Verbindung, in welche der Organismus und der abgehauene Theil wieder treten müssen, anfangen und fortgehen? Darauf konnte man noch nicht antworten. Denkt man aber an den Lebensproceſs, wie er wirklich erscheint, daran, daſs das Blut aus Theilen besteht, die in lebendiger Wechselbeziehung in sich und mit allen Gebilden des Organismus stehen; bedenkt man, daſs dieser Proceſs in einem vom Körper getrennten Theil, durch die eingepflanzte eigne Macht des Lebens noch längere Zeit fortdauert: so erhellt, in unverhüllter Gestalt, das Bild der innern Vorgänge, durch welche solche Wunder zu Stande kommen. Das zu dem neu anzuheilenden Theil durch die Wundflächen an- und überströmende Blut tritt mit dem Blute dieses Theils, das natürlich noch leben muſs (denn ist es wirklich todt, hat der Lebensproceſs in ihm vollkommen aufgehört, so ist dies schon der Anfang chemischer Thätigkeit in ihm, und dann ist gewiſs nicht an eine lebendige Wiedervereinigung mit dem Organismus zu denken) wechselseitig in Thätigkeit, die Bluttheilchen beider setzen den angefangenen Procefs fort, durchdringen sich und scheiden sich wieder, und so geht der Anfang dieser Thätigkeit in den Fortgang über, wodurch die lebendige Gemeinschaft wieder fester begründet wird.

Dritter Abschnitt.

Von den Verhältnissen der alten Vorstellungen zu dem Begriffe des Lebensprocesses im Blute.

45.

Aus dieser Darstellung, des beim hellen Lichte besehenen Blutprocesses, durch welchen das Blut in sich lebendig thätig ist, erhellt nun zunächst dies, dafs die alte Vorstellung von dem Bestehen des lebenden Blutes aus Serum, Cruor u. s. w. durchaus aufzugeben ist, weil man von diesen Bestandtheilen im lebendigen Blute durchaus nichts erkennt, weil sie nicht erscheinen und folglich nicht da sind. Denn das Wesen mufs erscheinen, was nicht erscheint ist überhaupt nicht da, Man sieht nur die eine, durchaus gleichförmig in ihre Theile besonderte Blutmasse, deren Theile sich einander vollkommen gleich sind, und aufser diesen, sich selbst gleichen Bluttheilchen ist gar nichts Anderes, Fremdes weiter da. Das ist alles was vorhanden ist, das eine identische Blut, was nicht im lebenden Zustande aus, ihrer Natur nach von einander verschiedenen, Dingen: Serum, Cruor u. s. w., besteht; sondern die eine Differenz, die es in sich setzt, ist die Besonderung in Theile, deren einer eben so wie der andere ist. Und alle sind ihr eigenes Element in dem sie sich bewegen, den Procefs constituiren, durch den das Blut lebendig erscheint. Es schwimmen nicht in einem Serum Blutkügelchen, wie Fische im Wasser, als in einem fremden Elemente, sondern das Blut ist sich selbst sein eigener Grund und Boden, auf welchem es, kraft seiner selbst, Procefs ist.

46.

Hier werfen sich nun ganz nothwendig die Fragen auf, einmal, wie es zugehen mag, dafs dieser Lebensprocefs im Blute nicht schon längst entdeckt ist, und wenn es mit dieser Darstellung seine Richtigkeit hat; was sind dann aber die bisher sogenannten Bestandtheile des Blutes für Dinge, wo kommen sie her und wo gehören sie hin?

47.

Was die Beantwortung der ersten Frage anbelangt, so glaube ich, daſs man immer fürs erste die goldne Regel: „man muſs an Allem zweifeln" nicht beachtet hat, und immer mit der Voraussetzung an die Untersuchung gegangen ist, daſs man bloſs das aufsuchen wolle, was schon im Blute, als etwas Bekanntes, da sei. Man wuſste einmal, daſs sich das aus der Ader gelassene Blut in Serum und Blutkuchen scheidet, und setzte daher stillschweigend voraus, daſs das lebendige Blut ebenfalls diese Bestandtheile haben müsse, und was war nun klarer, als daſs die, unter dem Mikroskop im Schatten krümlich erscheinende, Blutmasse auch aus Serum bestehe, in dem der in Kügelchen zertheilte Blutkuchen herumschwimme, welcher sich, nachdem das Blut aus der Ader gelassen ist, von dem Serum scheide und zusammenhäufe auf dem Boden des Gefäſses, so wie bei einer chemischen Operation sich aus der trüben Flüssigkeit ein Präcipitat abscheidet. Zu solchen Vorstellungen mufste natürlich die mechanische Physiologie der Zeit, in der diese Entdeckung gemacht wurde, ungemein viel beitragen. Ferner kommt die lange Gewohnheit in Betracht, nach der man sich immer an jene, allgemein angenommene, Vorstellung gebunden hat. Ich selbst konnte, nachdem ich den Procefs der Wechselwirkung im Blute schon längst gefunden hatte, mir durchaus gar nicht der Möglichkeit bewufst werden, dafs das Serum vielleicht im lebenden Blute Hypothese sei. Ja, ich habe nach demselben lange vergebens gesucht, immer mit der Voraussetzung, es müsse noch in den Zwischenräumen der Bluttheilchen zu finden sein, ehe ich den Gedanken fassen konnte, dafs seine Existenz etwas dem Zweifel Unterworfenes sein könnte. Aufserdem aber kömmt die Untersuchungsart, und hier besonders das Licht in Betracht mit welchem man das Objekt beleuchtet. Wie gesagt, sieht man im Schatten etwas ganz Anderes, Unbestimmtes und Undeutliches als bei der Beleuchtung mit dem hellen Sonnenlichte. Aus der Undeutlichkeit, welche das Bild im Schattenlichte hat, und daraus, dafs solches in demselben Maafse deutlicher und ganz anders erscheint, als das Licht heller wird, erklärt sich auch die grofse Verschiedenheit in den Resultaten der Untersuchungen verschiedener Naturforscher. Endlich kommt noch auf die Güte und Beschaffenheit der Instrumente, und auf eine gewisse Fertigkeit im Handhaben derselben ungemein viel an, und dieser wichtige Umstand scheint mir noch keinesweges genug berücksichtigt.

48.

Was nun den zweiten Punkt betrifft, nämlich, was von den sogenannten Bestandtheilen des Blutes, die man bisher angegeben hat, zu halten sei, und was diese für eine Bedeutung haben: so gebe ich zu, dafs es überhaupt Serum und Cruor u. s. w. als Bestandtheile des Blutes gebe, aber sie sind chemische Bestandtheile, die erst nach dem Tode des Blutes enstehen, nachdem dasselbe aus dem Bande des Lebens herausgerissen ist. In dem Moment, wo das Blut aus der Ader strömt, lebt es noch, erhält es sich noch durch die innere lebendige Theilung gegen den chemischen Procefs, und wie ich oben gezeigt habe, wird, nachdem es schon bewegungslos an den Wundrändern liegt, durch die Berührung mit lebendig frischem Blute, der Lebensprocefs wieder in ihm angefacht, und es lebt weiter fort. Auf ähnliche Weise können selbst gröfsere extravasirte Blutmassen, die entweder gar nicht, oder doch lange nach ihrem Austritt aus den Gefäfsen wieder in den Kreislauf aufgenommen werden, ohne sich in Serum und Cruor zu scheiden, d. h. ohne zu sterben, in den Gebilden des lebenden Körpers gegen den Chemismus sich erhalten. Eine Erscheinung, die nur durch die Fortdauer der innern Wechselthätigkeit des Blutes erklärt werden kann.

49.

Tritt aber das Blut auf längere Zeit aus der räumlichen Gemeinschaft mit dem lebenden Körper, so unterliegt es der chemischen Thätigkeit, scheidet sich zunächst in Serum und Crassament, als erste chemische Differenzen, die nun weiter in chemische Spannung treten, und so Gährung, Fäulniſs u. s. w., als fernere chemische Processe, einleiten. Andere organische Gebilde trennen sich, nach ihrer Lösung vom Organismus, ebenfalls zuerst in wäſsrige, flüssigere, und festere Theile, die, als erste chemische Gegensätze, die fernere Veränderung nach denselben Gesetzen: Gährung, Fäulniſs u. s. w. einleiten und bedingen. Todte thierische Theile zerfallen immer vor ihrer Fäulniſs in flüssigere und festere Theile. In Leichen finden sich, in den Höhlen sowohl als früher oder später in dem Gefüge der Theile selbst, besonders im Zellgewebe, Feuchtigkeiten, die erst nach dem Tode entstanden sind, und welche in einer ähnlichen chemischen Scheidung, nach der Solution der lebendigen Theilung, ihren Grund haben, als die Scheidung des Blutes in Serum und Crassament. So wenig im Blute, als sonst irgend wo, sind dergleichen chemische Theile als lebendige Unterschiede enthalten, sondern die lebendige Substanz hält das Chemische durch ihre einende Macht in Eins zusammen, nnd diese sich selbst gleiche, eine Masse, weiſs von keiner chemischen Differenz, von einem Unterschiede in Serum und Blutkuchen u. s. w. Im Leben turgesciren die Theile, weil die mit ihrem Inhalte sich spannenden Zellen in lebendige Wechselwirkung treten; aber im Tode fällt das ganze organische Gefüge in eine schlaffe, matschige Masse zusammen, in der man gleich seröse und starre Theile unterscheiden kann. Die Erklärung, daſs das Wasser, was man nach dem Tode in den Höhlen des Körpers findet, ein verdichteter Dampf, ein Halitus sei, welcher seine Umgebung, durch seine Expansion, im lebendig warmen Körper ausspanne, aber bei der sinkenden Temperatur eine dichtere Beschaffenheit annehme, sich, wie der Wasserdampf im kühlen Helme eines Destillir-Apparats, zu tropfbarer Flüssigkeit verdichte, ist chemisch, und in sofern dieser so gedachte Proceſs nach dem Tode vor sich geht, mit seinem Objekte übereinstimmend und richtig. Allein ein solcher Proceſs kann erst dann vor sich gehen, nachdem die Stoffe sich aus

der

der lebendigen Wechselthätigkeit losgerissen haben, und in sofern hat die Sache einen andern Grund in dem Uebergehen der lebendigen Spannung organischer Differenz in eine chemische, in der Solution des Lebensprocesses, wodurch das Wasser, das vorhin weder als Wasser noch als Dampf vorhanden war, sich aus der lebendig gewesenen Masse abscheidet von festeren Theilen, um diesen sich chemisch entgegenzustellen. Aber im Leben war dieſs Wasser mit andern Stoffen eine Einheit, die in lebendige Unterschiede zerfallen war, welche sich auf ganz andere Weise zu einander verhielten. Das Zerfallen dieser einen lebendigen Masse ist darum als der erste Schritt anzusehen, welchen die chemische Wirkung macht, um auf der Bahn fortzugehen, welche ihre Gesetze vorschreiben. Denn wäre dieſs nicht, so müſste ja ein matschiges Zellgewebe, wenn man es bis zur Temperatur der Blutwärme erhitzt, sich wieder lebendig ausspannen und turgesziren, wovon doch gerade das Gegentheil geschieht, nämlich gröſseres Zusammenfallen und beschleunigen des chemischen Processes. Jene Erklärung enthält überdem den höchst auffallenden Widerspruch in sich, dafs das Wasser ja nicht bei der Temperatur der Blutwärme, bei 36°, sondern erst bei 80° Reaum. in Dampf übergeht; einer Temperatur die den ganzen Körper verbrühen würde.

Anm. Es wird zwar auch Wasser bei einer niedrigeren Temperatur verdunstet, z. B. in der Sonnenwärme, durch welche der nasse Boden, Sümpfe u. s. w. ausgetrocknet werden; aber diese Verflüchtigung ist ein Dunst, der von dem Dampf, so wie er in den Höhlen der Organe vorkommen müfste, ganz verschieden ist. Dieser Dunst ist von der Atmosphäre so gebunden, dafs er durch keine Temperaturerniedrigung zu tropfbarer Flüssigkeit verdichtet werden kann, wie es sehr wohl mit dem Dampf geschieht, welcher schon bei einer Temperatur zu tropfbarer Flüssigkeit verdichtet wird, die noch immer im Stande ist Wasser in Dunstform zu verflüchtigen. Ein solcher Wasserdunst kann also damit nicht gemeint sein, wenn man von einer Verdichtung eines wäfsrigen Halitus zu tropfbarer Flüssigkeit bei der Todtenkälte spricht, denn dieser Dunst wird sich auf solche Weise nie zu Wasser verdichten.

50.

Also Serum und Crassament sind die Resultate chemischer, aber nicht lebendiger Aktion. Sie sind das, nach der Solution des Lebensprocesses sich selbst äufserlich gewordene Blut, das eben in dieser Aeufserlichkeit, in diesem ruhenden, gleichgültigen Bestehen seiner Theile gegen einander, todt ist. Es facht sich in sich nicht wieder zum neuen Leben an, sondern zerfällt immer weiter in todte chemische Differenzen. Somit ist es also Unrecht, von dem Bestehen des Blutes aus Serum und Crassament zu reden, welches Resultate chemischer Actionen sind, in denen das Leben dreimal erloschen ist. Die Physiologie wird sich der Irrthümer gar nicht bewufst, wenn sie hier wie überall, da wo sie in der organischen Zergliederung nicht weiter fort kann, nun ohne Anstand zur chemischen übergeht, und die Produkte der organischen Thätigkeit denen des Chemismus zur Seite hinstellt, als ob das ein friedlicher Uebergang wäre, was im Gegentheil, seinem natürlichen Verlaufe nach, sich feindlich entgegensteht. Man stellt die Theile organischer Zergliederung: Nerven, Gefäſse, Muskeln, Häute u. s. w. neben die Resultate chemischer Zergliederung, und sagt nun weiter: der Nerve besteht aus Eiweiſsstoff und dergl. mehr, und geht so die Organe durch, als ob diese chemische Theilung ebenfalls noch organisches Produkt wäre, oder vielmehr als ob diese chemischen zugleich auch organische Theile wären, da doch gerade immer da, wo die eine dieser Aktionen anfängt, die andere aufhört, *und man mit jedem Schritt, den man in der chemischen Zergliederung organischer Theile vorwärts macht, von der organischen Theilung sich rückwärts entfernt, vom Leben zum Tode geht.* Grade den wichtigsten Punkt, das Organische in seine organischen Elemente zu zergliedern, hat man für unwichtig gehalten und im Tode desselben sein Leben gesucht! Möchten doch die Physiologen sich dieser Schritte bewuſst werden.

51.

Immer werden sich lebendige und chemische Verwandtschaft, Polarisation, Anziehung und Abstofsung, durch die Resultate ihrer Aktion, wie Leben vom Tode scheiden. In der Chemie treten verschiedene, sich selbst ungleiche Massen zusammen, deren Differenzen nur in Bezug auf vollständige Verschiedenheit zweier Körper (Kali und Säure) da sind, mit deren gegenseitigen Durchdringung alle fernere Spannung in sich aufhört. Das Produkt ist ein ruhendes, todtes, durchaus in sich indifferentes, eben so wie die Producenten in sich unthätig waren. Es facht in sich selbst das Feuer der Thätigkeit nicht wieder an. Hingegen ist die eine lebendige, aus chemisch verschiedenen Dingen bestehende Substanz, sich selbst gleich und zugleich in sich different, durch welche Differenz es sich zur eigenen Thätigkeit entflammt, z. E. das Blut. Es scheidet sich selbst in seine lebendigen Theile, die in nie ruhender Thätigkeit gegen einander ihr Bestehen haben. Es ist eine entzweite Einheit, die sich eben durch die Sonderung in Theile und durch die rastlose Wechselwirkung dieser sich selbst gleichen Momente, in der ewigen Unruhe ruhig erhält. Diese Urtheile, diese organischen Elemente sind aber von chemischen Elementen, die ein ruhendes Bestehen haben, in entgegengesetzter Richtung verschieden. Jedes einzelne Bluttheilchen ist seinem andern, mit dem es sich zu einem lebendigen Produkte zusammenschliefst, vollkommen gleich. Es hat keine, seinem andern entgegengesetzte Natur, wie Säure und Kali, Sauerstoff und Wasserstoff, und doch ist es möglich, dafs es alle diese chemischen Bestandtheile in sich verschlingt; aber so lange es lebt, gebietet es dem Chemismus seiner Theile Ruhe, die erst nach dem Aufhören der lebendigen Macht, aus dem Zwange, der sie ihrer Natur nach chemisch zu wirken abhält, entfesselt und befreit werden. In diesem Zustande dann säumen sie nicht, nach chemischen Geboten zu wirken,

52.

Aus diesem Grunde wird durch die Chemie, durch die Lehre von den Bestandtheilen todter Körper, solche mögen organisch oder nicht organisch gewesen sein, die Physiologie, die Lehre von den lebendigen Thätigkeiten eines Organismus, auch nie einen Finger breit weiter kommen, sondern im Gegentheil kann durch die Chemie nur die falsche Vorstellung in die Physiologie übertragen werden, als ob gewisse organische Processe, z. E. die Verdauung, auf chemische Weise begreiflich gemacht werden können, da doch im Gegentheil nur lebendige Wechselwirkung ein lebendiges Produkt haben kann, also nie lebendiger Chylus durch chemische Operation entstehen wird. D a w o d i e c h e m i s c h e A k t i o n i m O r g a n i s m u s z u w e i l e n h e r v o r t r i t t, e n t s t e h t a l l e m a l Z e r s t ö r u n g d e s g e s u n d e n L e b e n s p r o c e s s e s, K r a n k h e i t, z. E. S ä u r e i m M a g e n, S ä u r e o d e r A l c a l i i n d e r J a u c h e d e r G e s c h w ü r e u. s. w., eben weil hier die chemische Wirkung die organische untergraben will, weil sie das Gift für den Organismus ist, eben so wie umgekehrt, wenn in diesem Kampfe der Organismus den Chemismus sich siegend assimilirt, letzterer vom ersteren vergiftet wird.

Anm. Diese Einwirkung des Chemischen und Physischen auf das Organische ist überhaupt, nächst den mechanischen und geistigen Einflüssen, ein allgemeiner Grund zur Erzeugung von Krankheiten. Die Atmosphäre, die Temperatur, das Klima, die Nahrung und so fort, das sind alles Dinge, die unter gewissen Umständen auf den Organismus ebenso gut Gewalt ausuben, als sie im geregelten Laufe der Dinge vom Organismus überwältigt werden. Und hier ist der Punkt, wo eine gründliche Kenntnifs und vernünftige Anwendung der Chemie und Physik, in der Lehre vom kranken Lebensprocesse des Organischen, in der Pathologie, Licht verbreiten kann. Wie gesagt ist das gesunde Leben gerade die Macht, welche den Chemismus kraft seiner Einheit zu Grunde richtet. So lange sich das Lebendige in der friedlichen Eintracht seiner Momente bewegt, so lange gestattet es der chemischen Wirkung auf sich die Freiheit nicht. Aber uberall da, wo im Organismus entweder von aufsen oder von innen das Chemische in seiner Ungebundenheit hervortritt und seine Kraft zur Erscheinung treibt, da übt sie Gewalt aus auf das Leben, da wird die lebendige Wirkung getrübt, gekränkt, und in diesem unendlichen Schmerz ist die Organisation krank. Von dieser Seite her mufs also die Chemie in ihrem Verhalten zum Lebendigen auftreten, als eine Wissenschaft die der Lehre vom Lebensprocesse einen wahren, inhaltvollen Gewinn bringen kann.

53.

Die ursprüngliche chemische Theilung kann also in ihrer Ungebundenheit nicht in der ursprünglichen organischen Theilung enthalten sein, sobald beide sich durch urtheilende Processe in sich bewegen wollen. Was der chemische Procefs zum Resultat hat, ist in sich unbeweglich und ruhig, das wird nur wieder durch ein chemisches Element, entweder chemisch, oder von aufsen vollkommen mechanisch, bewegt. Es setzt in sich selbst weiter keine Unterschiede, die sich durch Beziehungen auf einander zur Thätigkeit entflammen, und dafs ein solches chemisches Element, als etwas Todtes, mit einem organischen Elemente, das in seiner Lebendigkeit nur seine Ruhe hat, sich zu einem lebendigen Produkte zusammenschliefsen könne, wird durch das zerstörende Einwirken des Organismus auf das Chemische (die Verdauung überhaupt und namentlich schon in Fäulnifs begriffener Substanzen) und umgekehrt des Chemischen auf das Organische, vollkommen widerlegt. Sind in der chemischen Aktion die nöthigen, sich entgegengesetzten Stoffe verbunden (und zu dieser Verbindung sind schon solche Dinge nöthig, von denen jedes für sich keine Bewegung hat, sondern sich nur in grader Richtung durch chemische Anziehung nach dem andern hinbewegt), so ist diese Verbindung eine fertige, neutrale, in der die entgegengesetzten Momente zwar zu Grunde gegangen sind, aber aus diesem Grunde, der ihr Tod ist, können sie sich selbst nicht wieder heraus entlassen. Das ist der Zwang wodurch sie in diesem Tode gehalten werden, so lange bis wieder ein fremdes chemisches Moment durch gröfsere Verwandtschaft dies Todesband zerreifst, um in einer neuen Verbindung ebenso zu Grunde zu gehen.

54.

Diesen Widerspruch, der in der chemischen und organischen Wirkung liegt, kann man nicht etwa dadurch auflösen, dafs man sagt, der Lebensprocefs ist nicht rein chemisch, sondern chemisch-vital. Was man hier unter rein chemisch versteht, das ist der wahre concrete Begriff der chemischen Wirkung. Aber ein chemisch-vitaler Procefs, das ist eine ebenso unmittelbare dunkele Vorstellung von einem Lebensvorgange, wie diejenige, dafs er durch eine dahinter liegende Kraft zu Stande komme, deren Fortgang zur Aeufserung verborgen ist. Man hat eingesehen, dafs man den Lebensprocefs nicht chemisch erklären kann, und dieser dialektische Fortschritt gereicht der Physiologie zur Ehre, daher hat man sich, immer in der Voraussetzung, dafs durchaus im Lebensprocesse etwas Chemisches mit im Spiele sein müsse, vorgestellt, er sei eine Verbindung des chemischen Processes mit dem Leben. Und diese Vorstellung und Voraussetzung hat man dann nicht weiter geprüft und zergliedert, man hat nicht zugesehen, welcher weitere concrete Inhalt in diesem Bilde enthalten sein sollte, sonst würde man längst gefunden haben, dafs es ein Schattenbild sei. Denn ein chemisch-vitaler Procefs der müfste theils durch chemische, theils durch lebendige urtheilende Momente zum Schlufs kommen; aber wie im §. 52. gezeigt ist, können sich chemische und lebendige Momente nicht vereinigen, sondern richten einander zu Grunde. Also existirt kein wahrer begreiflicher Inhalt, der diese Vorstellung eines chemisch-vitalen Processes zur Wahrheit stempeln könnte, sondern es ist diefs eine subjektive, leere Vorstellung die kein Objekt hat. Oder will man sich etwa so herausreden, dafs man sagt, die chemischen Theile eines Körpers verhalten sich doch auch durch innerliche Beziehungen zu einander, wie die lebendigen, und wenn nun zu ihnen das Leben noch hinzu kommt, so ist der lebendige Procefs fertig. So ist man hier gerade in derselben Verlegenheit wie vorher. Nämlich man kann wieder nicht begreifen, wo denn das Leben herkommen, und wie dasselbe als etwas Fremdes hinzutreten soll, zu dem Chemischen. Diefs Verhältnifs des Lebens zu seinem Procefs wäre ja ein rein äufserliches und gleichgültiges, und hiermit sinkt man sogar zum vollständigsten Mechanismus herab, wo das Eine das Andere von Aufsen treibt, wie das Wasser die Mühle. Man mag hier soviel reflektiren und dialektisiren als man will, so kann man das Leben, das absolute, rein ideelle, in keinen nothwendigen innern Zusammenhang mit seiner Produktion bringen. Es ist und bleibt dies eine leere äufsere Abstraktion, ohne allen concreten Inhalt, ein diesseits und jenseits; man kann bei dieser Verstandes-Ansicht der lebendigen, organischen Natur zu keiner vernünftigen Beruhigung kommen; es sind und bleiben hier diese Widersprüche, die man nicht vereinigen kann; man hat immer noch Fragen, die man nicht beantworten kann. Das ist ein Herumtummeln in Reflexionen, ohne dafs man zum wahren befriedigenden Resultate kommt.

Anm. Es würde Manchem freilich plausibler geschienen haben, wenn ich diese genannten Erscheinungen aus einem galvanisch chemischen Procefs zu erklaren versucht hätte; denn die Anziehungen und Abstofsungen, die sind ja auch so wie in der chemischen und galvanischen und elektrischen Aktion. Man wird mir vielleicht vorwerfen, dafs ich diefs aus Verachtung und Zurucksetzung der Chemie nicht gethan habe, und den Wahlspruch bei mir geltend machen wollen: „ars non habet osorem nisi ignorantem." Ich mufs hier bemerken, dafs gerade umgekehrt die Chemie meine Lieblings-Wissenschaft ist, und dafs diese kleinen Arbeiten nur so nebenher entstanden sind, also die Chemie von mir nicht gehafst, sondern sehr verehrt wird. Aber eben darum will ich ihr, so wie dem Lebendigen, das gebührende Recht widerfahren lassen, und zeigen, dafs das wahre Interesse, was ich an der Wissenschaft habe, nicht in Partheilichkeit und beschränkten Vorurtheilen gegen alles Andere besteht. Denn Anziehungen und Abstofsungen, die finden sich im Mechanischen ebenso gut, wie im Chemischen und Lebendigen, und wenn man alle diese Wirkungen auf eins reduziren wollte, dann dürfte man ja nur lieber gleich zum Mechanismus seine Zuflucht nehmen; wenigstens wäre diese Erklärung, dafs das Chemische sammt dem Lebendigen seinen Grund im Mechanischen habe, um nichts inconsequenter und auffallender, als wenn man den galvanischen und chemischen Procefs zum Grunde des Lebendigen machen wollte, weil in beiden Anziehungen und Abstofsungen vorkommen; wobei man dann blofs nicht darauf achtet, dafs im Mechanischen ebenso gut auch Anziehungen und Abstofsungen vorkommen, und also diese, etwas allen dreien Gemeinschaftliches, Allgemeines sind, deren besonderer wahrer Inhalt aber alle drei ebenso sehr wieder von einander wesentlich unterscheidet.

55.

Das chemische Element ist also ganz nur ein urtheilendes Moment in Beziehung auf ein anderes Urtheil, mit dem es sich durch die vermittelnde Anziehung zu einem todten Ganzen zusammenschliefst, in dem alle fernere selbstische Besonderung durchaus fehlt.

Aber die lebendigen Elemente, z. E. die des Blutes, schliefsen sich durch ihre Beziehungen zu einem Resultat zusammen, in welchem sie zwar, eben so wie die chemischen Elemente, zu Grunde gehen, aber aus diesem einem und demselben Grunde ihres Untergangs kommen sie durch sich selbst mit neuer Lebendigkeit und in fortgehender Thätigkeit wieder hervor, und durch diese egoistische Macht ihrer Lebendigkeit sind sie der immanente Procefs, durch welchen der Organismus sich von dem Unorganischen abschliefst und selbstständig erhält gegen das, was kein solcher lebendiger Schlufs ist.

56.

Es führt mich diefs endlich noch auf die Auseinandersetzung des Unterschiedes zwischen den Bluttheilen, als urtheilenden Momenten in einem Procefs, und den Infusionsthieren, als in sich abgeschlossenen Ganzen.

Die Infusionsthiere sind die ersten Versuche der Natur, sich aus dem unorganischen Procefs loszureifsen, um für sich zu sein. Sie sind die ersten Anfänge organischer Individualität, welche sich gegen ihre Aufsenwelt selbstständig erhalten. Sie sind aus differenten Momenten zerfallener organischer Materie zu einem Produkte zusammengegangen, das sich durch sich selbst weiter fortbestimmt, ein in sich abgeschlossenes Ganze bildet, das seinen Lebensprocefs in sich selbst begründet. Das Infusionsthierchen hat den Grund seiner Existenz, ebenso gut wie der Mensch, in sich selbst, nicht wie ein organischer Theil in einem andern. Man könnte die Infusionsthierchen die ersten und einfachsten Schlüsse der Natur nennen, den ersten Schritt, mit dem es ihr gelingt sich durch die Beziehung differenrenter Momente oder Urtheile auf einander, durch den Procefs des Urtheilens in sich abzuschliefsen, sich als Selbstständiges zu vereinzeln, was durch seinen eigenen Procefs in sich gegen sein Aeufseres sich erhält.

Die Monaden entstehen aus dem Zusammentreten mehrerer organischer Elemente, die unter dem Mikroskop bei heller Beleuchtung ganz das Aussehen der Saft- oder Bluttheilchen haben. Durch dieses Zusammentreten erzeugt sich ein bleibendes Product, das sich nicht wieder so wie die lebendigen Blut- oder Safttheilchen mit andern aufser sich in lebendige Wechselwirkung versetzt, sondern in diesem gewordenen Zustande sich fixirt. Zwei polarisch organische Differenzen haben sich in sich aufgehoben, aber sie sind nicht wie der Chemismus im Produkte erstorben, sondern das Resultat ist ein lebendiges, sich in mannichfacher Richtung bewegendes. Diese ersten Bewegungen, glaube ich, sind in dem Streben der bildenden Theile zu suchen, sich wieder mit andern, ihnen jetzt äufserlich gewordenen Dingen zu spannen, welches Streben, welcher Trieb aber, durch die einende Macht des Lebens in ihnen selbst, überwunden wird. Es scheint in den ersten Momenten ihres Entstehens noch ein Kampf Statt zu finden, zwischen der neuen Einheit des Monadenlebens und der polarischen Differenz der organischen Urtheile, welche durch ihr Zusammentreten diese Einheit constituiren. Solche Monaden sind räumlich ebenso sehr wie lebendig losgerissen von der übrigen organischen Substanz, aus der sie entstanden; das Wasser sondert sie, hält sie auseinander, verhindert vielleicht durch die räumliche Trennung das Zusammentreten mit den Elementen ihrer gleichen organischen Substanz, um den Procefs anzufangen und fortzusetzen, den wir in den Safttheilchen erblicken. Vielleicht hindert nur das Wasser, dafs diefs polarische Verhältnifs der Infusorien zu der übrigen organischen Substanz sich durch Vereinigung entlade, dafs dieser innere Trieb, diese potentia vorhandene, innere Kraft, sich äufsere, und erzeugt dadurch jene unbestimmten kreisenden Bewegungen, welche man an den Monaden sieht.

57.

Auf die Vergleichung der Blutkügelchen mit den Infusorien ist man nur durch die Vorstellung gekommen, daſs diese sogenannten Blutkügelchen in einem Serum schwimmen, sich in demselben also, wie die Monaden im Wasser, bewegen. Nach dieser Vorstellung müſste jedes Bluttheilchen ein individuelles Leben haben, was gerade umgekehrt noch vollkommen dividuell ist. Das Blut hat nur in dem Verhältniſs zum Organismus als urtheilendes Moment sein Dasein; es ist ein Theil, keinesweges ein abgeschlossenes Ganze, welches sich kraft seiner substanziellen Macht gegen Anderes erhält. Für sich ist das Blut gerade etwas höchst Mangelhaftes, was erst durch die lebendigen Beziehungen, die es zu andern Theilen des Organismus hat, seine concrete Bedeutung bekömmt. Dadurch wird erst die Möglichkeit in ihm gesetzt, sich durch den urtheilenden Proceſs zur organischen Substanz abzuschlieſsen. Das Blut ist freilich auch eine Einheit verschiedener Theile, es hat durch seine ursprüngliche Theilung in besondere organische Elemente allerdings eine Zusammensetzung, aber in Beziehung auf andere organische Theile, z. E. die Gefäſse, Nerven u. s. f., ist es wieder eine relative Einheit; es ist hier wieder Theil, Glied einer höhern Einheit, in welcher seine vorige Selbstheit ebenso wieder zu Grunde geht, als die Bluttheilchen im Proceſs des Blutlebens selbst.

68.

Hat man die Vorstellung von dem Herumschwimmen der Bluttheilchen in einer wäſsrigen Flüssigkeit aufgegeben, sich überzeugt, daſs im lebendigen Blute keine anderen Bestandtheile als jene sogenannten Kügelchen sind, und den Proceſs erst recht gefaſst, durch welchen die Bluttheile in einem ewigen Uebergange, in einem ewigen Werden ihre Existenz haben, so liegt die Verschiedenheit derselben von den Infusorien klar am Tage. J e n e v e r h a l t e n s i c h z u d i e s e n w i e T h e i l z u m G a n z e n, o d e r v i e l m e h r w i e U r t h e i l z u m S c h l u ſ s, z u e i n e m a b g e s c h l o s s e n e n G a n z e n: w i e v e r s c h i e d e n e s i c h a u f e i n a n d e r l e b e n d i g b e z i e h e n d e M omente zu einer individuellen Totalität. Die Bluttheilchen haben für sich keine Existenz, sie sind nur in ihrer gemeinschaftlichen Beziehung und Wechselwirkung auf einander lebendig, und aus dieser Beziehung herausgerissen sind sie nichts — todt. Hingegen besteht gerade in dem einzelnen Fürsichsein das Leben des Infusionsthiers.

Die Bewegung der organischen (Saft- oder Blut-) Urtheile sind unfrei, nothwendig. Eins geht in das andere über, und besondert sich wieder von ihm, und so constituiren alle, durch diese bestimmten Beziehungen, den elementaren uranfänglichen Procefs, der in seiner höchsten Einfachheit die Monade, in seiner höchsten Zusammensetzung den Menschen bildet.

Beschlufs.

Somit entlasse ich diese kleine Arbeit, die freilich, sowohl in Bezug auf die Entfaltung des Lebensprocesses im Blute, nach allen den Richtungen und Beziehungen, welche dasselbe zu allen Theilen des thierischen

Ganzen hat, als auch in Bezug auf sich selbst, nur als ein Anfang angesehen werden kann, der nach einer ganz andern Richtung hin in dem Fortgange sich zur Lehre vom Lebensprocesse gestalten mufs, als diejenige ist, welche bisher die Lebenslehre gehabt hat. Worauf es besonders ankommt, wird man leicht erkennen. Nämlich darauf, dafs man das Lebendige lebendig, und nicht, nachdem es gestorben ist, untersuche und zergliedere, wenn man seinen lebendigen Begriff erfassen will, dafs man die ursprüngliche Theilung des Organischen in dem Procefs untersuche, in dem es lebendig, nicht chemisch und mechanisch ist, und dafs man den Begriff des Ganzen nicht eher als ein wirklich Begriffenes darstellen kann, als bis der nothwendige Fort- und Uebergang des bewegenden Processes durch alle seine Stufen hindurch bis zum Schlufs, auch wirklich nothwendig erkannt ist. In dem unmittelbaren Begriff des Lebens ist unendlich viel enthalten, das in der Erkenntnifs noch erst entfaltet werden mufs, ja sogar was wir in seiner Unmittelbarkeit noch nicht einmal kennen. Oder vielmehr der für uns, als denkende und erkennende Subjecte, objective Organismus ist in seinem concreten Leben, durch den unendlichen Reichthum seines natürlichen Inhalts so vielfältig entfaltet und gegliedert, dafs wir erst dieser lebendigen Gliederung in ihrem Procefs durch und durch zusehen müssen, um sie zu fassen, um durch den Gedanken dasjenige in uns entfalten zu können, was die bildende göttliche Idee aus sich als Natur entfaltet hat. Erst dann, wann in allen seinen besondern und besonderten Beziehungen und Verhältnissen der Theile, durch und durch der ganze Lebensprocefs erkannt ist, erst dann können wir sagen, dafs wir das Leben als ein Allgemeines, das alles Besondere in sich zugleich enthält, erfafst haben. Erst nachdem wir aus der Erkenntnifs aller dieser ursprünglichen Momente in ihrer lebendigen Urtheilung zurückgekehrt sind zu dem unmittelbaren Begriff des Lebens, haben wir das begriffen, wovon im Allgemeinen so viel im Gefühl und der Anschauung bewundert wird. Diese vermittelte Erkenntniſs des Lebendigen ist freilich voller Mühe und Arbeit und nicht so bequem, als wenn man bei dem äuſsern, unmittelbaren Leben stehen bleibt. Aber das wahrhaft Menschliche in der Erkenntniſs der Natur ist doch allein nur dieser Durchgang durch die innere Unruhe der Natur, zu der göttlichen Ruhe in der sie lebt, und nur in der Erkenntniſs dieser einzig wahrhaftigen Ruhe kann das groſse Interesse, was den Geist zur Erkenntniſs der Wahrheit treibt, beruhigt sein.

Er-

Erklärung der Kupfertafel.

Die Figur stellt ein, bei heller Beleuchtung sechzig Mal im Durchmesser vergröſsertes, Stück aus der Schwimmhaut eines Frosches dar. Ich würde bei einer so starken Vergröſserung unter einem zusammengesetzten Mikroskop, wegen des kleinen Gesichtsfeldes, kein so groſses Stück haben abbilden können. Deshalb habe ich nur die innere Gestaltung der Gebilde nach ihrer Erscheinung unter einem zusammengesetzten Mikroskop gezeichnet; hingegen habe ich den Umriſs des Ganzen, den Verlauf der Gefäſse u. s. w. durch Hülfe eines Lampenmikroskops, welches mir Se. Königl. Hoheit Prinz Albrecht von Preuſsen zu diesem Zweck zu leihen die besondere hohe Gnade hatte, gezeichnet, weshalb, da die zu zeichnende Figur hier, so wie bei einem Sonnenmikroskop, auf das Papier fallt, diese Abbildung im höchsten Grade der Natur getreu ist. Die Gefäſse mit ihrem Inhalte zeichnen sich durch die rothe Farbe aus. Was dazwischen liegt, ist die Substanz der Schwimmhaut. Beides ist in seiner ursprünglichen Form durchaus gleichgestaltet und ist im Leben in einer beständigen Wechselwirkung, wovon in der Abhandlung die Rede ist. Die innere Gestaltung des Blutes habe ich nach einem ruhenden, abgestorbenen Strom gezeichnet. In der lebendigen Aktion gehen die einzelnen Theile, die hier wie lauter zusammengewachsene Ellipsen erscheinen, immer in einander über, weshalb, da das gezeichnete Ganze in seinem Proceſs stehen geblieben ist, solches aus Theilen besteht, deren einige in der Trennung, andere im Uebergange begriffen sind, wodurch sowohl in der Gröfse als auch in der Gestalt der einzelnen Blut- und Substanztheile mannigfaltige Verschiedenheiten vorkommen. Zwischen dem Blutstrom und den Gebilden ist hier keine Grenze durch ein Gefäfs zu sehen. Wodurch in der Zeichnung die Grenze der Gefäfse angegeben ist, das kömmt nur als Schatten an den Seiten des Stroms vor, und existirt in der Wirklichkeit nicht, ist auch nur zur bequemern Darstellung des Gefäfsverlaufs hinzugefügt. Sondern grade so wie die einzelnen Theile des Bluts unter sich in einander übergehen, so gehen sie auch mit den Theilen der gebildeten Substanz zusammen, und haben mit dieser durch die Gefäfse ihre vermittelte Gemeinschaft. Deshalb erscheint das Ganze durch und durch in einer und derselben letzten Theilung, und die Grenzen sind nur im Leben durch den Procefs zu unterscheiden, vermittelst welchem das Blut in unausgesetzter ewiger Bewegung ist, und die Gebilde dagegen eine, der Zeit nach, längere Ruhe, einen Stillstand haben, der nur periodisch sich in der Bewegung auflöst. Die sternförmigen, schwarzen Punkte, welche auf der ganzen Oberflache erscheinen, sind Färbungen der Epidermis, welche das Ganze uberzieht, und kommen an den innern Theilen nicht vor. — So weit es durch Abbildungen möglich ist, die Natur treu darzustellen, glaube ich ist es hier geschehen, indessen mufs ein vollständiges und wahres Bild dieses reinen Lebens, hier wie überall, aus der Natur selbst geschöpft werden.

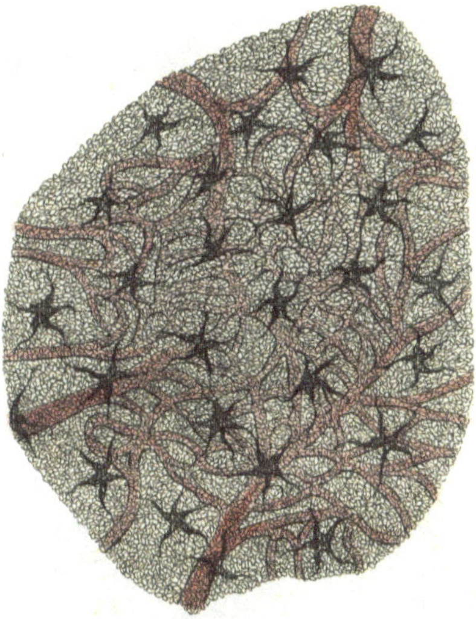

MIX
Papier | Fördert gute Waldnutzung
FSC® C083411

Zeitfracht Medien GmbH
Ferdinand-Jühlke-Straße 7
99095 Erfurt, Deutschland
produktsicherheit@kolibri360.de